D1732173

Lehrbuch Altenpflege: Arzneimittellehre

Allgemeiner Teil

Lehrbuch Altenpflege

Arzneimittellehre

Allgemeiner Teil

**Dr. Herbert Hummel,
Oberpharmaziedirektor**

5., überarb. u. aktualisierte Auflage 1994

Vincentz Verlag
Hannover

Die Deutsche Bibliothek – CIP-Einheitsaufnahme

Lehrbuch Altenpflege. – Hannover: Vincentz.
Früher u.d.T.: Lehrbuch der Altenpflege

Hummel, Herbert: Arzneimittellehre.
  1. Allgemeiner Teil. – 5., überarb. u. aktualisierte Aufl. – 1994

Hummel, Herbert:
Arzneimittellehre / Herbert Hummel. – Hannover: Vincentz.
(Lehrbuch Altenpflege)

1. Allgemeiner Teil. – 5., überarb. u. aktualisierte Aufl. – 1994
   ISBN 3-87870-011-3

Hinweis:
Sämtliche Angaben dieses Buches zu Medikamenten und deren Verwendung entsprechen dem aktuellen Wissensstand. Dies entbindet den Benutzer jedoch nicht von der Pflicht, die getroffenen Maßnahmen in eigener Verantwortung entsprechend zu überprüfen und zu kontrollieren.

Bei zahlreichen der in diesem Buch aufgeführten Arzneimittelnamen oder anderen Bezeichnungen, die ohne besondere Kennzeichnung versehen sind, handelt es sich um nach dem Warenzeichenschutzgesetz eingetragene Namen bzw. Bezeichnungen, die nicht ohne Genehmigung verwendet werden dürfen.

Druck: C.W. Niemeyer, Hameln
ISBN 3-87870-011-3

Inhaltsverzeichnis

Vorwort zur 5. Auflage

Die in der Reihe „Lehrbuch Altenpflege" 1992 er-
schienene „Arzneimittellehre – Allgemeiner Teil",
4. Auflage, hat an Altenpflege-, Krankenpflege-
und anderen Schulen für medizinische und pharmazeutische Assistenzberufe wiederum einen so
guten Anklang gefunden, daß 1994 eine Neuaufla-
ge erforderlich wurde.
Sie liegt nun in derselben Konzeption, selbstverständlich aber in überarbeiteter und aktualisierter
Form vor.
Meiner Frau Rosemarie danke ich für ihre wertvolle
Mithilfe beim Überarbeiten der neuen Auflage.
Für konstruktive Kritik am Inhalt dieses Buches,
welche ich gerne entgegennehme, bin ich jedem
Leser dankbar.

Villingen-Schwenningen, im Herbst 1994

Herbert Hummel

Einführung

Durch die in den vergangenen Jahrzehnten stetige Zunahme des Anteils alter Menschen an der Gesamtbevölkerung hat der Beruf der Altenpflegerin bzw. des Altenpflegers eine bedeutende Rolle bekommen.

Die Pflege alter Menschen erfordert jedoch auf verschiedenen Gebieten das Vorhandensein von vielerlei Kenntnissen.

Ein wichtiges Teilgebiet sind sicherlich Kenntnisse in der Arzneimittellehre. Der Altenpfleger kommt bei der Ausübung seiner Tätigkeit unmittelbar mit Arzneimitteln in Berührung. Er muß daher über die wichtigsten Dinge auf dem Arzneimittelsektor Bescheid wissen. Zum besseren Verständnis der Zusammenhänge sind Grundkenntnisse über die Herkunft der Arzneimittel erforderlich, da dadurch der richtige Umgang mit Arzneimitteln leichter erlernt werden kann. Dabei sollte sich die zukünftige Altenpflegerin die gebräuchlichsten medizinischen und pharmazeutischen Bezeichnungen aneignen. Auch die am meisten vorkommenden Arzneiformen müssen geläufig sein. Wichtige Faktoren für den richtigen Umgang sind aber auch die sachgemäße Aufbewahrung und Verabreichung der Arzneimittel.

Es ist bekannt, daß Arzneimittel als Waren besonderer Art einerseits viel Segen stiften können, andererseits aber auch durch ihre Eigenart für den Patienten Gefahren in sich bergen. Zahlreiche Gesetze und Verordnungen sind daher erlassen worden, um Ordnung und Sicherheit auf dem Gebiet des Arzneimittelwesens zu gewährleisten.

Für die Prophylaxe und Therapie der einzelnen Krankheiten gibt es zahlreiche Arzneistoffe, die man in Gruppen einteilen kann. Die für die Geriatrie wichtigsten Gruppen werden in der „Speziellen Arzneimittellehre", dem zweiten Band des Buches Arzneimittellehre aus der Reihe „Lehrbuch der Altenpflege" vorgestellt. Ähnlich wie im zweiten wird auch in diesem ersten Band, der „Allgemeinen Arzneimittellehre", der Lehrstoff in dem zur Verfügung stehenden Rahmen und unter Berücksichtigung der Bedürfnisse und der Vorbildung des Altenpflegers in vereinfachter Form abgehandelt.

I. Herkunft der Arzneimittel

Das Pflanzenreich

Arzneimittel sind Stoffe, Zubereitungen und Präparate, die dazu bestimmt sind, im oder am menschlichen oder am tierischen Körper Krankheiten, Schäden, Störungen, Beschwerden oder sonstige besondere Zustände zu verhüten, zu erkennen, zu lindern oder zu beseitigen.

Arzneimittelbegriff

Woher stammen nun diese so bedeutungsvollen Stoffe?

Nach wie vor kommen für die Gewinnung der Arzneistoffe das Pflanzenreich, das Tierreich und das Mineralreich in Frage. Im folgenden werden darüber einige Grundbegriffe erläutert.

Es ist anzunehmen, daß der Mensch die ersten Arzneistoffe aus der belebten Natur entnahm. Darunter versteht man das Pflanzen- und Tierreich. In Kräuter- und Arzneibüchern wurden die dabei gewonnenen Erfahrungen niedergelegt. Im 16. Jahrhundert nahmen Chemie, Physik und Biologie großen Aufschwung. Das Mikroskop wurde erfunden und auch als wesentliches Hilfsmittel in der Botanik eingesetzt. Später war man in der Lage, durch entsprechende Versuche (Tierversuche) objektive Hinweise über die Wirkung einer Arznei zu erhalten.

Arzneibücher

Die Pflanzen sind aus mikroskopisch kleinen Zellen (Kämmerchen) aufgebaut. Wenn Pflanzen nur aus einer Zelle oder wenigen Zellen bestehen, dann spricht man von „niederen Pflanzen"; im engsten Sinne auch von „Mikroorganismen". Dazu gehören Viren, Bakterien, Algen und Pilze. Für den Ablauf des Lebensgeschehens sind diese kleinsten Lebewesen von sehr großer Bedeutung. Einige Arten verursachen die sogenannten Infektionskrankhei-

Zellen

Niedere Pflanzen

ten, z.B. Pocken, Wundstarrkrampf, Diphtherie, Kinderlähmung u.a., aber auch Infektionskrankheiten bei Tieren und Pflanzen.

Mikroorganismen

Der größere Teil der Mikroorganismen ist aber für Mensch und Tier außerordentlich nützlich, z.B. machen die Bodenbakterien den Boden fruchtbar. Andere Bakterien spielen bei Säuerungen, z.B. bei der Essigherstellung oder Verkäsung von Milch, eine Rolle. Mikroorganismen, wie Hefepilze, verursachen die alkoholische Gärung. Bakterien, wie z.B. Bacterium subtilis und Bacterium Coli, dienen in Form von Fertigarzneimitteln zur Normalisierung der geschädigten Darmflora. Andere Mikroorganismen liefern Antibiotika (Stoffwechselprodukte von Kleinlebewesen, z.B. von Pilzen), die eine ungeheure Bedeutung in der Medizin erlangt haben. Teilgebiete auf diesem Sektor sind die Mikrobiologie, Hygiene, Desinfektion, Sterilisation und die Therapie.

Höhere Pflanzen

Die „höheren Pflanzen" spielen in der Arzneikunde ebenfalls eine große Rolle. Ihre Bedeutung hat gerade wieder in der jüngsten Zeit beachtlich zugenommen. Sie bestehen aus vielen Zellen, von denen Teile zu entsprechenden Organen, z.B. Blüten, Blättern, Wurzeln, ausgebildet sind, d.h. als Organe bestimmte Aufgaben wahrnehmen.

**Drogen-
lieferanten**

Drogenlieferanten sind hauptsächlich die höheren Pflanzen. Drogen sind in unserem Sinne getrocknete Pflanzen bzw. Pflanzenteile, die als Arzneimittel Verwendung finden. Die heutzutage viel benutzte Bezeichnung „drug" bedeutet in Amerika einfach „Arzneimittel" und wird in Deutschland oft abwertend für Arzneistoffe, die als „Rauschgifte" mißbraucht werden, verwendet.

Anbau

Die Arzneipflanzen werden heute kaum noch aus Wildbeständen gesammelt, sondern angebaut. Zahlreiche landwirtschaftliche Betriebe haben sich zu diesem Zweck spezialisiert, z.B. gibt es Betriebe, die Pfefferminzpflanzen anbauen.

Die Pflanzen und Pflanzenteile, die als Drogenlieferanten in Frage kommen, haben in der Medizin und
Pharmazie lateinische Bezeichnungen, z.B.:

Blätter – Folia	– Melissenblätter, Sennesblätter	
Blüten – Flores	– Lindenblüten, Kamillenblüten	
Früchte – Fructus	– Anis, Fenchel, Kümmel	**Drogen**
Kraut – Herba	– Wermut, Tausendgül-denkraut (unter Herba versteht man die ganze oberirdische Pflanze)	
Rinde – Cortex	– Faulbaumrinde, Zimtrinde, Eichenrinde	
Samen – Semen	– Leinsamen, Hagebuttensamen	
Wurzel – Radix	– Baldrian, Süßholz	
Wurzelstock – Rhizoma	– Rhabarber, Kalmus, Ingwer	

Pflanzen werden als Arzneimittel verwendet, wenn
sie arzneilich wirksame Bestandteile (chemische
Verbindungen) enthalten. Das Pflanzenreich liefert
dem Menschen verschiedene Stoffgruppen, die teilweise auch als Lebensmittel große Bedeutung
haben.

Folgende Stoffgruppen werden aus dem Pflanzen-   **Stoffgruppen aus**
reich gewonnen: Alkaloide, Antibiotika, Farbstoffe,   **dem Pflanzenreich**
Gerbstoffe, Glykoside, Gummi, Harze, Kohlenhy-
drate (Zucker, Stärke), Öle (fette und ätherische),
Salze (Mineralien), Säuren und Vitamine. Erst
durch Trocknung, die in richtiger Weise vorgenom-
men werden muß, werden die Pflanzenteile zur   **Verarbeitung**
Droge, die sachgerecht zu lagern ist. In vorschrifts-
mäßig zerkleinerter Form kann man sie in Form von
„Tee" (wäßriger Auszug) zu sich nehmen. Der Apotheker verwendet sie aber vielfach zur Herstellung
von Tinkturen oder Extrakten. In chemisch-phar-
mazeutischen Fabriken werden vielfach die wirksamen Inhaltsstoffe isoliert und zu Fertigarzneimitteln

11

Arzneibuch

verarbeitet. Die arzneilich wirksamen Inhaltsstoffe können durch Gehaltsbestimmung ermittelt werden. Da der Gehalt der wirksamen Inhaltsstoffe je nach den vorhandenen Wachstumsbedingungen (Klima, Bodenbeschaffenheit, Feuchtigkeit, Lichteinwirkung) schwankt, sind im Arzneibuch die Mindestanforderungen festgelegt. Durch geeignete Maßnahmen kann aber auch eine „Normierung" erreicht werden, in der Fachsprache auch „Standardisierung" genannt. Das ist besonders wichtig bei den sogenannten stark wirkenden Arzneipflanzen, wie z.B. Fingerhutblättern. Neuerdings stellt die chemisch-pharmazeutische Industrie haltbare, standardisierte, schnellösliche Tee-Extraktpulver her.

Wichtige Arzneipflanzen von A bis Z

Phytotherapie

Die Heilmittel pflanzlicher Herkunft, die fachlich als Phytopharmaka („Phyton" stammt aus dem Griechischen und heißt Pflanze – „Pharmakon" ist das Arzneimittel) bezeichnet werden, hatten und haben, wie schon beschrieben, eine große medizinische Bedeutung. Die sogenannte Phytotherapie (Therapie = Behandlung), d.h. Pflanzen- oder Kräuterheilkunde, besonders auf wissenschaftlicher Basis, hat in den letzten Jahren großen Aufschwung genommen und spielt auch bei der Betreuung des älteren Menschen eine nicht zu unterschätzende Rolle. Dabei ist zu beachten, daß Phytotherapie nicht mit Homöopathie gleichzusetzen ist (siehe auch „Spezieller Teil", das Kapitel Homöopathische Arzneimittel). Ein besonderer Vorteil ist, daß die Phytotherapie, bestimmungsgemäß angewandt, weitgehend frei von relevanten Nebenwirkungen ist und bei leichteren Beschwerden oder als Zusatzbehandlung schwerer Erkrankungen von großem Nutzen sein kann.

Dabei steht bei der Altenpflege der Einsatz der einfachen Zubereitungen als Tee, in Form von Spülungen, Waschungen, Bädern usw. im Vordergrund.

Es ist daher sicherlich sinnvoll, an dieser Stelle die Wirkung und Anwendung von einigen wichtigen Heilpflanzen aufzuführen, zumal statistisch festgestellt wurde, daß die Menschen mit zunehmendem Alter gegen Befindlichkeitsstörungen zuerst einmal Hausmittel einsetzen (über 40 Jahre 45,7 %). Die folgende Aufzählung bis Seite 68 ist nach dem Alphabet geordnet.

Hausmittel

Angewandter Pflanzenteil:
Fructus Anisi – Anisfrüchte.
Wirksame Inhaltsstoffe:
Ätherisches Öl.

**Anis
(Pimpinella
anisum)**

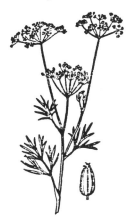

aus: „Heilpflanzen-Anbau"
Kytta-Werk Sauter GmbH,
Alpirsbach

Wirkung:
Das ätherische Öl wirkt schleimlösend (sekretolytisch und sekretomotorisch), krampflösend (spasmolytisch) und appetitanregend.

Anwendung:
Bei Bronchitis (Husten) (auch äußerlich zum Auftragen in Form von Brustbalsam), gegen Blähungen und Magenverstimmung als Tee.

Dosierungsanleitung und Art der Anwendung:
1–2 Teelöffel voll Anisfrüchte werden in einem Mörser gequetscht, mit 1 Tasse (ca. 150 ml) siedendem Wasser übergossen und nach 10–15 Minuten Ziehen durch ein Teesieb filtriert.
Die Anisfrüchte, aber auch Fenchel-, Koriander- und Kümmelfrüchte werden vor der Teebereitung in einem Mörser mit Hilfe eines Pistills gequetscht, damit das ätherische Öl besser aus den Zellen austreten kann.
Zur Förderung der Schleimlösung bei Bronchitiden werden morgens und/oder abends vor dem Schlafengehen 1 Tasse frisch bereiteter Teeaufguß getrunken. Honigzusatz verbessert die Wirkung. Bei Magen- und Darmbeschwerden wird mehrmals täglich 1 Eßlöffel voll ungesüßter Teeaufguß eingenommen. Säuglinge und Kleinkinder erhalten eventuell in der Flasche 1 Teelöffel voll.

Arnika
(Arnica montana)

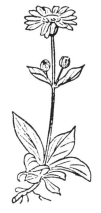

aus: „Heilpflanzen-Anbau"
Kytta-Werk Sauter GmbH,
Alpirsbach

Angewandter Pflanzenteil:
Flores Arnicae – Arnikablüten; Radix Arnicae – Arnikawurzel.

Wirksame Inhaltsstoffe:
Ätherisches Öl; Bitterstoffe; Gerbstoffe; Flavonglykoside.

Wirkung:
Die genaue Pharmakodynamik dieser Drogenwirkstoffe ist noch nicht sicher bekannt, obwohl sich die galenischen Zubereitungen der Arnikapflanze schon sehr lange Zeit bewährt haben. Sie wirken hyperämisierend (Steigerung der Durchblutung eines Organs) und resorptionsfördernd. Auch Herz- und Kreislaufeffekte werden ihnen zugeschrieben.

Anwendung:
Die äußerliche Anwendung steht bei der Droge Arnika im Vordergrund.

Indikationen:
Hämatome (Blutergüsse), Muskelprellungen, Muskelzerrungen, Quetschungen, Verstauchungen, Verrenkungen. Rheumatische Muskel- und Gelenkbeschwerden.
Am besten hat sich die Anwendung in Form der Tinktur bewährt. Man macht Umschläge mit Arnikatinktur (Tinctura Arnicae), von der man 2 Eßlöffel voll auf ca. 150 ml Wasser nimmt. Das beeinträchtigte Glied sollte dabei ruhiggestellt werden. Schlecht heilende Wunden können mit Arnikaumschlägen günstig beeinflußt werden. Auch Entzündungen im Mund- und Rachenbereich kann man mit verdünnter Arnikatinktur behandeln. Man verdünnt die Arnikatinktur mit Wasser im Verhältnis 1:10 (z.B. 1 Eßlöffel voll auf 1 Glas/Tasse = ca. 150 ml) und spült oder gurgelt damit.
Auch Arnikateeaufguß ist für diesen Zweck verwendbar.

HINWEIS:
Arnikatinktur darf nicht unverdünnt angewendet werden.

Zubereitung des Arnikatees:
1 Eßlöffel voll Arnikablüten wird mit 1 Tasse (ca. 150 ml) kochendem Wasser übergossen, 10 Minuten zugedeckt, zum Ziehenlassen beiseite gestellt und dann durch ein Teesieb filtriert.
Es gibt auch Salben, die Arnikatinktur enthalten und zusammen mit anderen Wirkstoffen als Wund-, Venen- oder auch Hämorrhoidensalbe Verwendung finden.
Die innerliche Anwendung sollte nur in Form eines standardisierten Präparates erfolgen, da bei Einnahme von größeren Mengen Tinktur toxische Erscheinungen auftreten können.

Angewandter Pflanzenteil:
Radix Valerianae – Baldrianwurzel.
Wirksame Inhaltsstoffe:
Ätherisches Öl, Valepotriate.

Baldrian (Valeriana officinalis)

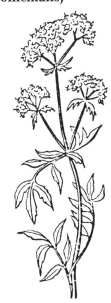

Wirkung:
Baldrian setzt die Reflexerregbarkeit herab und wirkt sedativ auf das Zentralnervensystem. Die Valepotriate zeigen einen angst- und spannungslösenden sowie einen psychovegetativ ausgleichenden Effekt.

Anwendung:
Als Tagesberuhigungsmittel, aber auch bei Schlaflosigkeit leichteren und mittleren Grades, insbesondere, wenn diese durch nervöse Erschöpfung bedingt ist. Bei motorischer Unruhe ist Baldrian ebenfalls ein gutes Mittel.
Am meisten werden die galenischen Zubereitungen Baldriantinktur (Tinctura Valerianae) und Ätherische Baldriantinktur (Tinctura Valerianae aetherea) eingesetzt. Die Dosierung liegt zwischen 20–50 Tropfen mehrmals täglich.
Statt der Tinktur, die jede Apotheke vorrätig hat, kann man auch Baldriantee trinken.

aus: „Heilpflanzen-Anbau"
Kytta-Werk Sauter GmbH,
Alpirsbach

15

Zubereitung des Baldriantees:
Ein Teelöffel voll fein zerschnittener Baldrianwurzeln wird mit einer Tasse (ca. 150 ml) heißem Wasser übergossen, zugedeckt 10–15 Minuten zum Ziehenlassen beiseite gestellt und nach 10–15 Minuten durch ein Teesieb gegeben.
Nach dieser Zeit wird der Auszug abgeseiht.
Zur Beruhigung 2–3mal täglich und abends zusätzlich 1 Tasse angewärmten Tee trinken. Besser ist die Anwendung von Baldriantinktur (Baldriantropfen). Zur Verstärkung der Wirkung kann man auch Baldrianwurzeln mit Melissenblättern, Hopfenzapfen, Lavendelblüten, Pfefferminzblättern u.a. kombinieren bzw. als Nerventee in der Apotheke besorgen.
Auch Baldrianwein kann gute Dienste leisten; ebenso wirkt ein Baldrianbad schlaffördernd. Es wird folgendermaßen zubereitet: 100 g geschnittene Baldrianwurzeln werden mit 1 l Wasser von Raumtemperatur 10 Stunden lang unter gelegentlichem Umrühren ausgezogen. Der gewonnene Auszug wird dem Badewasser zugefügt. Man kann dazu natürlich auch einen fertigen Baldrianextrakt oder statt dessen ca. 250 ml Baldriantinktur benutzen.

Bärentraube (Arctostaphylos uva ursi)

Angewandter Pflanzenteil:
Folia Uvae ursi – Bärentraubenblätter.
Wirksame Inhaltsstoffe:
Die Glykoside Arbutin und Methylarbutin, außerdem sehr viel Gerbstoffe.

Wirkung:
Aus dem Arbutin und Methylarbutin, den wirksamen Inhaltsstoffen der Bärentraubenblätter, wird im alkalisch reagierenden Harn Hydrochinon und Methylhydrochinon frei, welche entzündungshemmend bzw. bakteriostatisch wirken. Eine diuretische Wirkung der Bärentraubenblätter ist

nicht erwiesen. Die durch Trinken des Tees gesteigerte Harnausscheidung ist lediglich eine Wasserdiurese.

Anwendung:
Bei Entzündungen der ableitenden Harnwege als Nieren- und Blasentee.

Zubereitung des Bärentraubenblättertees:
1 knapper Teelöffel voll Bärentraubenblätterpulver wird mit 1 Tasse Wasser (ca. 150 ml) 15 Minuten lang gekocht und dann durch einen Kaffeefilter gegeben.

Der Tee kann auch durch Ansetzen mit kaltem Wasser und mehrstündiges (6–12 Stunden) Ziehen bereitet werden.

Vor dem Trinken wird der Kaltauszug erwärmt.

Dosierung: 3–4 Tassen Tee über den Tag verteilt trinken.

Wichtig zu wissen ist, daß wäßrige Bärentraubenblätterauszüge nur in alkalisch reagierendem Harn wirken. Die Einnahme von sauren Speisen wie Fruchtsäfte, saures Obst, Sauerkraut u. a. ist daher bei der Behandlung zu vermeiden.

Durch Zufuhr von reichlicher, nicht saurer, pflanzlicher Nahrung und/oder Einnahme von mehreren Gramm Natriumhydrogenkarbonat (Natron) über den Tag verteilt kann die Bildung von alkalisch reagierendem Harn erreicht werden. Die Überprüfung des Harns kann mit Indikatorpapier (s. auch S. 74) vorgenommen werden.

Dauer der Anwendung:
Tee aus Bärentraubenblättern soll ohne Rücksprache mit dem Arzt nicht langfristig angewendet werden.

Beinwell (Symphytum officinale)

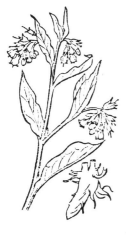

aus: „Heilpflanzen-Anbau"
Kytta-Werk Sauter GmbH,
Alpirsbach

Angewandter Pflanzenteil:
Radix Symphyti – Beinwellwurzel.
Wirksame Inhaltsstoffe:
Hauptinhaltsstoff Allantoin, Gerbstoffe, viel Schleim.

Wirkung:
Wundheilend, durchblutungsfördernd, Anregung der Zellneubildung.

Anwendung:
In Form von Umschlägen, Pasten, Salben bei stumpfen Verletzungen, Prellungen, Hämatomen (Blutergüssen), Nagelbettentzündungen, Verrenkungen, Verstauchungen, schlecht heilenden Wunden, wie z.B. Ulcus cruris (Unterschenkelgeschwür) und bei rheumatischen Beschwerden.
Extrakte (Auszüge) aus Beinwellwurzel sind in zahlreichen Fertigarzneimitteln enthalten, z.B. in Kytta-Plasma, Kytta-Nagelsalbe, Rheumapasc-Salbe u.a.
Umschläge können auch aus der Wurzeldroge selbst hergestellt werden – entweder als wäßriger Auszug oder mit gepulverter Droge.

Herstellung eines Auszuges:
100 g Beinwellwurzel läßt man in 1 l Wasser 10 Minuten kochen, seiht danach ab und macht mit dem noch warmen Auszug Umschläge.
Die innerliche Anwendung von Beinwell-Inhaltsstoffen ist nicht sinnvoll.

Birke (Betula pendula)

Angewandter Pflanzenteil:
Folia Betulae – Birkenblätter.
Wirksame Inhaltsstoffe:
Flavonoide, ätherisches Öl, Gerbstoffe, Saponine, Bitterstoffe.

Wirkung:
Diuretisch (wassertreibend) und diaphoretisch (schweißtreibend).

Anwendung:
Als Aufguß (Tee) bei Patienten mit Stauungserscheinungen zur Entwässerung. Er wirkt mild und
reizt die Niere nicht.

Zubereitung des Birkenblättertees:
1 Eßlöffel geschnittene Birkenblätter wird mit
1 Tasse (ca. 150 ml) siedendem Wasser übergossen
und nach 15 Minuten Ziehenlassen durch ein Teesieb filtriert.
Dosierung: Es werden 3–4mal täglich 1 Tasse frisch
bereiteter Teeaufguß zwischen den Mahlzeiten getrunken.

Gegenanzeigen:
Wasseransammlungen (Ödeme) infolge eingeschränkter Herz- oder Nierentätigkeit.

Angewandter Pflanzenteil:
Herba Urticae – Brennesselkraut.
Wirksame Inhaltsstoffe:
Gerbsäure, Vitamin C. In den Brennhaaren ein Nes-
selgiftstoff.

**Brennessel
(Urtica dioica –
Große Brennessel
und Urtica urens –
Kleine Brennessel)**

Wirkung:
Zur Erhöhung der Harnmenge, Anregung des gesamten Stoffwechsels, Unterstützung der Behandlung von Beschwerden beim Wasserlassen.

Anwendung:
Als „blutreinigender" Tee zur Frühjahrskur.

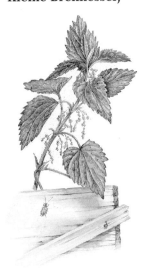

Zubereitung des Brennesseltees:
Etwa 2 Eßlöffel voll Brennesselkraut werden mit
1 Tasse (ca. 150 ml) heißem Wasser übergossen und
nach 10 Minuten Ziehen durch ein Teesieb filtriert.
Dosierung: Es werden 3- bis 4mal täglich eine Tasse
des mäßig warmen, frisch bereiteten Tees getrunken.
Dauer der Anwendung: 1–2 Monate lang.
2- bis 3mal pro Jahr wiederholen.

Gegenanzeigen: Wasseransammlungen (Ödeme)
infolge eingeschränkter Herz- oder Nierentätigkeit.

**Eibisch
(Althaea
officinalis)**

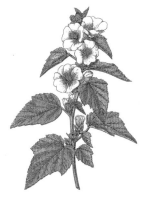

aus: „Unsere Heilpflanzen" von
Flück/Jaspersen, 8. Auflage
1992 erschienen im Ott Verlag
Thun, Schweiz

Angewandter Pflanzenteil:
Radix Althaeae – Eibischwurzel;
Folia Althaeae – Eibischblätter.
Wirksame Inhaltsstoffe:
Schleime, Stärke, Rohrzucker, Pektin.

Wirkung:
Schleime wirken reizlindernd bei Entzündungen im
Innern des Körpers und äußerlich auf der Haut.

Anwendung:
Bei Bronchitis, Pharyngitis (Entzündung der Ra-
chenschleimhaut), Tracheitis (Luftröhrenentzün-
dung). Eibischwurzelauszüge dämpfen den
Hustenreiz und erleichtern das Abhusten. Bei Entzündungen im Mund- und Rachenraum spült oder
gurgelt man mit Eibischauszügen. Der Schleim legt
sich wie eine Schutzschicht über die entzündeten
Stellen, die darunter besser und schneller abheilen.
Auch bei Entzündungen der Magenschleimhaut
und Durchfällen ist auf Grund des Schleimgehaltes
eines wäßrigen Eibischauszuges eine gute Wirkung
zu erwarten.

Zubereitung:
Ein Eibischtee muß auf besondere Weise zubereitet
werden, denn die in der Eibischwurzel zahlreich
vorhandenen Stärkekörner dürfen nicht miteinander verkleistern. Das wird durch Bereitung eines
Mazerates, d. h. Auszug mit Wasser von Raumtemperatur erreicht.

Zubereitung des Kaltauszuges:
Etwa 1 Eßlöffel voll geschnittene Eibischwurzeln
wird mit 1 Tasse (ca. 150 ml) Wasser mit Raumtemperatur übergossen und unter öfterem Umrühren
1½ Stunden stehen gelassen.
Nach dieser Zeit wird der Auszug durch ein Teesieb
filtriert.
Dosierung: 3mal täglich 1 Tasse des leicht erwärm-
ten Tees trinken, welcher jeweils frisch bereitet
werden sollte.

Vor dem Trinken wird der wäßrige Drogenauszug leicht erwärmt. Bei Magen- und Darmbeschwerden und zum Gurgeln wird Eibischtee ungesüßt zugeführt.

Bei Husten kann die Wirkung durch Honigzusatz verstärkt werden. Früher hat man sehr viel Eibischsirup verwendet, welcher vor allem als mildes Mittel gegen Husten bei Kindern beliebt war.

Angewandter Pflanzenteil:
Cortex Quercus – Eichenrinde.
Wirksame Inhaltsstoffe:
Gerbstoffe, Flavonfarbstoffe, Harz.

Wirkung:
Zusammenziehend (= adstringierend), entzündungswidrig.

Anwendung:
Als Tee bei Durchfällen, Dyspepsien (Ernährungsstörung), ferner zum Gurgeln bei Entzündungen im Mund- und Rachenraum. Die Schleimhäute werden durch die Gerbstoffe gehärtet (gegerbt) und auf diese Weise den Krankheitserregern der Nährboden entzogen. Nach einiger Zeit der Abheilung bildet sich wieder neues Zellgewebe mit den ursprünglichen Eigenschaften.

Wichtig sind auch die Abkochungen der Rindendroge zu äußerlichen Anwendungen, z.B. zu Bädern bei Frostbeulen, gegen Fußschweiß, Hämorrhoiden, Unterschenkelgeschwüren und verschiedenen chronischen Hautkrankheiten.

Zubereitung der Eichenrinde-Abkochung:
1 Teelöffel voll geschnittene Eichenrinde wird mit 1 Tasse Wasser (ca. 150 ml) 5 Minuten lang im Sieden gehalten, abgeseiht und lauwarm getrunken. Bei Durchfall 2–3 Tassen pro Tag.
Zur Bereitung von Spül- und Gurgellösungen werden 2 Eßlöffel voll geschnittene Eichenrinde in 500 ml Wasser, zum Bereiten eines Teilbades 500 g

Eiche
(Quercus robur)

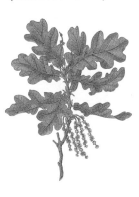

aus: „Unsere Heilpflanzen" von Flück/Jaspersen, 8. Auflage 1992 erschienen im Ott Verlag Thun, Schweiz

Eichenrinde in 4–5 l Wasser 15–20 Minuten lang gekocht und anschließend abgegossen.
Bei Entzündungen im Mund- und Rachenraum wird mehrmals täglich mit der unverdünnten Abkochung gegurgelt.
Als Sitz- oder Fußbad soll die Abkochung bei Körpertemperatur 15–20 Minuten lang zweimal täglich angewendet werden.
Einfacher ist die Anwendung von fertigen naturreinen Eichenrindenextrakten aus der Apotheke.

**Enzian
(Gentiana lutea)**

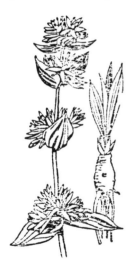

aus: „Heilpflanzen-Anbau"
Kytta-Werk Sauter GmbH,
Alpirsbach

Angewandter Pflanzenteil:
Radix Gentianae – Enzianwurzel.
Wirksame Inhaltsstoffe:
Bitterstoffe; ätherisches Öl; wenig Gerbstoffe.

Wirkung:
Vermehrung der Magensaftsekretion, kreislaufanregend.

Anwendung:
Appetitanregendes Mittel bei Magenfunktionsstörungen. Beim Kreislaufkollaps (nicht bei Bewußtlosen) kann das Trinkenlassen von Enzianschnaps als Mittel der Ersten Hilfe eingesetzt werden.

Zubereitung des Enziantees:
Ein halber Teelöffel voll geschnittene Enzianwurzeln wird mit 1 Tasse (ca. 150 ml) Wasser übergossen und nach etwa 5–10 Minuten Ziehenlassen durch ein Teesieb filtriert.
Dosierung: Man trinkt 1 Tasse mäßig warmen Tee ½ Stunde vor den Hauptmahlzeiten.
Ein Mazerat (8 Stunden lang bei Raumtemperatur ziehenlassen) mit derselben Menge Enzianwurzeln und Wasser enthält keine Gerbstoffe und ist daher milder in der Wirkung. Einfacher ist die Anwendung in Form der Enziantinktur.
Dosierung: 30 Tropfen vor dem Essen.

Gegenanzeigen:
Magen- und Darmgeschwüre.

Nebenwirkungen:
Gelegentlich können bei bitterstoffempfindlichen Personen nach Anwendung von Enzianzubereitungen Kopfschmerzen ausgelöst werden.

Angewandter Pflanzenteil:
Folia Eucalypti – Eucalyptusblätter.
Wirksame Inhaltsstoffe:
Ätherisches Öl (Hauptbestandteil Eucalyptol).

Eucalyptus (Eucalyptus globulus)

Wirkung:
Das ätherische Öl wirkt antiseptisch (keimwidrig), expektorierend (sekretolytisch, d.h. Verflüssigung des Bronchialschleims, und sekretomotorisch, d.h. verstärkter Abtransport des Bronchialschleims), desodorierend, kühlend und schwach spasmolytisch.

Anwendung:
Bei Erkältungskrankheiten der Luftwege, z.B. als Inhalationsmittel bei Bronchitis, als Balsam oder Salbe zum Einreiben der Brust, aber auch als Hautreizmittel für Einreibungen bei Rheumatismus. Eucalyptusöl wird durch die Lunge ausgeschieden. Die Teebereitung, die keine große Bedeutung hat, kann folgendermaßen durchgeführt werden:
Teebereitung:
Etwa 1 Teelöffel voll (2–3 g) fein zerschnittene Eucalyptusblätter werden mit ca. 150 ml heißem Wasser übergossen, 10 Minuten bedeckt stehen gelassen und dann abgeseiht. Soweit nicht anders verordnet, wird 3mal täglich 1 Tasse frisch bereiteter Aufguß langsam getrunken.
Zur Inhalation werden die Dämpfe des noch heißen Teeaufgusses tief eingeatmet. Die Anwendung des reinen Eucalyptusöls steht aber im Vordergrund. Es ist in zahlreichen Fertigarzneimitteln enthalten.

Gegenanzeigen:
Entzündliche Erkrankungen im Magen-Darm-Bereich und im Bereich der Gallenwege; schwere Lebererkrankungen.

Nebenwirkungen:
In seltenen Fällen können nach Einnahme von Eucalyptuszubereitungen Übelkeit, Erbrechen und Durchfall auftreten.
Wechselwirkungen mit anderen Mitteln:
Keine bekannt.

Faulbaum (Rhamnus frangula)

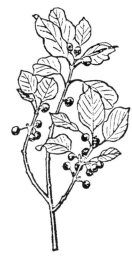

Angewandter Pflanzenteil:
Cortex Frangulae – Faulbaumrinde
(erst nach 1 Jahr Lagerung verwendbar).
Wirksame Inhaltsstoffe:
Anthrachinonglykoside.

Wirkung:
Mildes Abführmittel (Laxans). Die Dickdarmperistaltik wird angeregt. Weitere Drogen, die auf Grund ihres Gehaltes an Anthrachinonderivaten abführend wirken, sind: Sennesblätter, Aloe und medizinischer Rhabarber.
Dosierungsanleitung und Art der Anwendung:
Etwa ein halber Teelöffel voll Faulbaumrinde wird mit 1 Tasse (ca. 150 ml) heißem Wasser übergossen und nach etwa 10–15 Minuten Ziehen durch ein Teesieb filtriert.
Wenn nicht anders verordnet, wird morgens und/oder abends vor dem Schlafengehen eine Tasse frisch bereiteter Teeaufguß getrunken.
Dauer der Anwendung: Tee aus Faulbaumrinde soll nur wenige Tage getrunken werden. Bei längerer Anwendung sollte der Arzt befragt werden.

HINWEIS:
Um den Darm zu normaler Funktion zu erziehen, ist auf eine ballastreiche Ernährung, ausreichende Flüssigkeitszufuhr sowie möglichst viel Bewegung zu achten.

Gegenanzeigen:
Faulbaumrindezubereitungen dürfen bei Vorliegen von Darmverschluß, Schwangerschaft und Stillzeit nicht angewendet werden.

Nebenwirkungen:
Bei bestimmungsgemäßem Gebrauch nicht bekannt.
Bei häufiger und langdauernder Anwendung oder bei Überdosierung ist ein erhöhter Verlust von Wasser und Salzen, insbesondere von Kaliumsalzen möglich.
Weiterhin kann es zur Pigmenteinlagerung in der Darmschleimhaut kommen.

Angewandter Pflanzenteil:
Fructus Foeniculi – Fenchelfrüchte.
Wirksame Inhaltsstoffe:
Ätherisches Öl.

Wirkung:
Schleimlösend bei Bronchitiden; Karminativum (Mittel gegen Blähungen). Die Wirkung von Fencheltee und Fenchelwasser auf die Augen bei Ermüdungserscheinungen und funktionellen Sehstörungen ist wissenschaftlich noch nicht nachgewiesen.

Anwendung:
Mildes Expectorans (auswurfförderndes Hustenmittel). Bei Meteorismus (Blähungen) vor allem für Säuglinge und Kinder.

Zubereitung des Fencheltees:
1–3 Teelöffel voll Fenchel werden in einem Mörser gequetscht und mit 1 Tasse (ca. 150 ml) siedendem Wasser übergossen.
Den so erhaltenen Aufguß läßt man 10 Minuten zugedeckt ziehen und filtriert ihn danach durch ein Teesieb.
Dosierung und Art der Anwendung:
Bei Bronchitiden trinkt man täglich 3–5 Tassen warmen, mit Honig gesüßten Tee.
Bei Erkrankungen im Magen-Darm-Bereich wird 2- bis 4mal täglich 1 Tasse frisch bereiteter ungesüßter warmer Teeaufguß zwischen den Mahlzeiten getrunken.

Fenchel (Foeniculum vulgare)

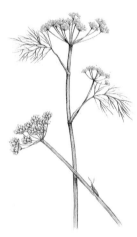

© Mosaik Verlag GmbH, München

Ginkgo biloba

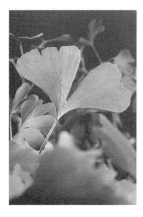

© Dr. Willmar Schwabe,
Arzneimittel, Karlsruhe

Angewandter Pflanzenteil:
Blätter des Ginkgo-Baumes. Es werden Trockenextrakte aus Ginkgoblättern hergestellt.
Wirksame Inhaltsstoffe:
Ginkgoflavonglykoside, Terpenlactone.

Wirkung:
Ginkgoinhaltsstoffe wirken gefäßerweiternd, verbessern die Fließeigenschaften des Blutes und erhöhen die Strömungsgeschwindigkeit des Blutes, besonders im Bereich kleiner und kleinster Blutgefäße. Dadurch führen Ginkgowirkstoffe sowohl im Gehirn als auch an den Armen und Beinen zu einer besseren Versorgung des Gewebes mit Blut und Sauerstoff. Die Gewebszellen werden vor den schädigenden Einflüssen des Sauerstoffmangels geschützt.

Anwendungsgebiete:
Behandlung von Hirnleistungsstörungen (nachlassende intellektuelle Leistungsfähigkeit und Vigilanz (= Wachheit) mit den Symptomen:

▷ Schwindel
▷ Ohrensausen
▷ Kopfschmerzen
▷ Gedächtnisschwäche
▷ Stimmungslabilität mit Ängstlichkeit
▷ beeinträchtigtes Hörvermögen
▷ periphere arterielle Durchblutungsstörungen.

Die Zubereitung eines wässrigen Drogenauszuges (Tee) aus Ginkgoblättern ist nicht angezeigt, da zur Gewinnung von Ginkgoflavonglykosiden spezielle Extraktionsverfahren erforderlich sind.
Präparate:
Rökan, Tebonin u.a.

**Ginseng
(Panax ginseng)**

Angewandter Pflanzenteil:
Radix Ginseng – Ginsengwurzel.
Wirksame Inhaltsstoffe:
2–3 % eines Saponin-Gemisches, das aus mindestens 10 Einzelglykosiden, den Ginsenosiden, zusammengesetzt ist.

Wirkung:
Die genaue Wirkungsweise ist noch nicht geklärt.
Anwendung:
Bei Schwäche- und Erschöpfungszuständen als An-
regungsmittel; gegen vorzeitige Alterserscheinun-
gen und zur schnelleren Genesung nach Krankheiten und Operationen. Vorbeugend soll Ginseng – in
regelmäßigen Abständen eingenommen – vielen
Zivilisationskrankheiten, seelisch-nervösen Funkti-
onsstörungen innerer Organe entgegentreten und
die Widerstandsfähigkeit gegen vermehrten Streß
erhöhen. In China ist die wildwachsende Wurzel
seit uralten Zeiten ein berühmtes Allheilmittel.

Zubereitungen:
Im Handel sind Fertigarzneimittel als Monopräpa-
rate (Einstoffpräparate) und Kombinationspräpara-
te (Zubereitungen mit zusätzlichen Wirkstoffen). Es
gibt Kapseln (mit gepulverter Wurzel oder Extrakten), sofort lösliche Tees, aber auch flüssige Zubereitungen (Extrakte oder Tinkturen). Standardisierte Präparate mit hohem Gehalt an Ginsenosiden
sollten bevorzugt werden.

Nebenwirkungen:
Bei üblicher Dosierung sind keine Nebenwirkungen bekannt. Nach Langzeitanwendung höherer
Dosen können Durchfall, Hautausschläge, Nervosi-
tät und Bluthochdruck auftreten.

**Hagebutte
(Rosa canina)**

Angewandter Pflanzenteil:
Fructus Cynosbati (cum Semine bzw. sine Semine = mit Samenkernen bzw. ohne Samenkerne) – Hagebuttenfrüchte. Semen Cynosbati – Hagebuttenkerne.

Wirksame Inhaltsstoffe:
Viel Vitamin C (500–1400 mg %); Kohlenhydrate, Fruchtsäuren, Pektine, Flavone; Gerbstoffe.

Wirkung:
Die Wirksamkeit der Hagebuttenzubereitungen beruht vor allem auf ihrem Vitamin-C-Gehalt. Die darin enthaltenen Fruchtsäuren und Pektine verursachen eine milde Abführwirkung. Daneben konnte auch ein geringer diuretischer (harntreibender) Effekt beobachtet werden.

Anwendung:
Bei fieberhaften Erkrankungen, weil durch den hohen Vitamin-C-Gehalt die Antikörperbildung angeregt wird und die Abwehrkräfte im Organismus gesteigert werden. Zur „Blutreinigungskur" im Frühjahr werden Hagebuttenzubereitungen gerne benutzt, da hierbei eine leichte Abführwirkung und Diurese erwünscht sind. Aus den frischen Früchten ohne Kerne kann eine Marmelade, das sogenannte Hägenmark, hergestellt werden, welches appetitanregende Eigenschaften haben soll.

Zubereitung des Tees:
1 Teelöffel voll zerkleinerte Hagebuttenfrüchte oder Hagebuttenkerne (-samen) wird mit 1 Tasse (ca. 150 ml) Wasser übergossen, zum Sieden erhitzt, 10 Minuten lang im Sieden gehalten und dann durch ein Teesieb filtriert.
Dosierung: 3mal täglich 1 Tasse Tee.
Weil der Geschmack von Hagebuttentee als angenehm empfunden wird, findet er vielfach auch als Haustee Verwendung.

Angewandter Pflanzenteil:
Radix Ononidis – Hauhechelwurzel.
Wirksame Inhaltsstoffe:
Ätherisches Öl; Flavonglykoside; Gerbstoffe; Saponine.

Wirkung:
Anregung der Diurese (Wasserausscheidung).

Anwendung:
Als Blutreinigungstee. Meistens aber in Mischung mit anderen diuretisch wirkenden Drogen wie Wacholderbeeren, Liebstöckel und Süßholz.

Dosierungsanleitung und Art der Anwendung:
Etwa 2 Teelöffel voll geschnittene Hauhechelwurzel werden mit 1 Tasse (ca. 150 ml) siedendem Wasser übergossen, warm gehalten und nach etwa 30 Minuten durch ein Teesieb gegeben.
Dosierung: 3mal täglich 1 Tasse Tee zwischen den Mahlzeiten trinken.
Dauer der Anwendung:
Tee aus Hauhechelwurzel soll nur wenige Tage angewendet werden, da die Wirksamkeit nachläßt. Nach einer Pause von jeweils mehreren Tagen kann die Anwendung fortgesetzt werden.

Gegenanzeigen:
Wasseransammlungen (Ödeme) infolge eingeschränkter Herz- oder Nierentätigkeit.

Hauhechel
(Ononis spinosa)

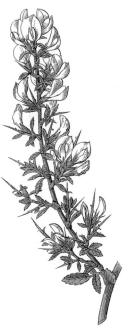

aus: „Unsere Heilpflanzen" von Flück/Jaspersen, 8. Auflage 1992 erschienen im Ott Verlag Thun, Schweiz

Angewandter Pflanzenteil:
Fructus Myrtilli – Heidelbeerfrüchte.
Wirksame Inhaltsstoffe:
Gerb- und Mineralstoffe, Fruchtsäuren, Zucker.

Wirkung:
Die getrockneten Früchte wirken hauptsächlich auf Grund ihres hohen Gerbstoffgehaltes gegen Durchfall.

Anwendung:
Gegen unspezifische Durchfälle, besonders gern in der Kinderheilkunde.

Heidelbeere
(Vaccinium myrtillus)

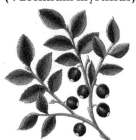

aus: „Unsere Heilpflanzen" von Flück/Jaspersen, 8. Auflage 1992 erschienen im Ott Verlag Thun, Schweiz

29

Dosierungsanleitung und Art der Anwendung:
Etwa 1–2 Eßlöffel voll getrocknete Heidelbeeren
werden mit 1 Tasse (ca. 150 ml) Wasser 10 Minuten
gekocht und noch heiß durch ein Teesieb filtriert.
Der Teeaufguß kann aber auch durch 2stündiges
Ansetzen und Quellen in kaltem Wasser bereitet
werden.
Dosierung:
Mehrmals täglich bis zum Abklingen der Durchfälle
1 Tasse frisch bereiteten Aufguß kalt trinken.
Es können aber auch mehrmals täglich 1–2 Teelöf-
fel voll der getrockneten Früchte mit etwas Flüssig-
keit eingenommen werden.
Dauer der Anwendung:
Sollten die Durchfälle länger als 3–4 Tage anhalten,
so ist, wie bei der Anwendung aller pflanzlichen
Mittel gegen Durchfall, ein Arzt aufzusuchen.

**Holunder, schwarz
(Sambucus nigra)**

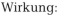
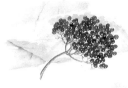
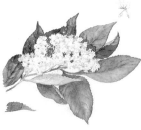

Angewandter Pflanzenteil:
Flores Sambuci – Holunderblüten.
Wirksame Inhaltsstoffe:
Ätherisches Öl; Glykoside.

Wirkung:
Schweißtreibend. Anregung der körpereigenen
Abwehrkräfte.

Anwendung:
Als schweißtreibender Tee bei fieberhaften Erkältungskrankheiten.

Zubereitung des Holunderblütentees:
Etwa 2 Teelöffel voll Holunderblüten werden mit
1 Tasse (ca. 150 ml) siedendem Wasser übergossen
und nach 5 Minuten Ziehen durch ein Teesieb gegeben.
Dosierung: Als schweißtreibender Tee werden
mehrmals täglich, besonders in der zweiten Tages-
hälfte, 1–2 Tassen des frisch bereiteten Teeaufgusses so heiß wie möglich getrunken.
Wirksamer ist die Kombination mit Lindenblüten zu
gleichen Teilen.

Angewandter Pflanzenteil:
Strobuli Lupuli – Hopfenzapfen;
Glandulae Lupuli – Hopfendrüsen.
Wirksame Inhaltsstoffe:
Lupulin, Harzsubstanzen, ätherisches Öl.

Wirkung:
Sedativ (beruhigend); appetitanregend.

Zubereitung des Hopfentees:
1 Eßlöffel voll Hopfenzapfen (Hopfenblüten) wird
mit 1 Tasse (ca. 150 ml) kochendem Wasser übergossen und bei Raumtemperatur 15 Minuten ausgezogen. Dann wird durch ein Teesieb filtriert.

Anwendungsweise:
Zur Beruhigung 3mal täglich 1 Tasse Tee. Bei Einschlafstörungen abends ½ Stunde vor dem Schlafengehen 1–2 Tassen Tee zusätzlich.

Hopfen
(Humulus lupulus)

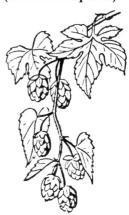

aus: „Heilpflanzen-Anbau"
Kytta-Werk Sauter GmbH,
Alpirsbach

Angewandter Pflanzenteil:
Folia Farfarae – Huflattichblätter;
Flores Farfarae – Huflattichblüten.
Wirksame Inhaltsstoffe:
Schleim; Bitterstoffe.

Wirkung:
hustenreizlindernd; schleimlösend.

Anwendung:
Bei Bronchitiden.

Zubereitung des Huflattichtees:
1 Eßlöffel voll geschnittene Huflattichblätter wird
mit 1 Tasse (ca. 150 ml) kochendem Wasser übergossen. 10 Minuten ziehen lassen und dann durch
ein Teesieb filtrieren.
Dosierung: 3mal täglich 1 Tasse Tee mit Honig gesüßt, warm trinken.

Huflattich
(Tussilago farfara)

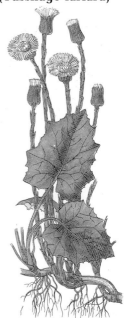

aus: „Unsere Heilpflanzen" von Flück/Jaspersen, 8. Auflage 1992
erschienen im Ott Verlag Thun, Schweiz

Isländisch Moos (Cetraria islandica)

Angewandter Pflanzenteil:
Lichen islandicus – Isländisch Moos, d. h. die ganze getrocknete Pflanze.
Wirksame Inhaltsstoffe:
Viel Schleim (bis zu 70 %); bittere Flechtensäuren.

Wirkung:
Durch den hohen Schleimgehalt wirkt Isländisch Moos hustenreizmildernd und entzündungswidrig auf Schleimhäute. Die Bitterstoffe regen die Verdauung an.

Anwendung:
Bei Bronchitiden hustenreizmildernd. Entzündungen im Mund- und Rachenraum werden ebenfalls günstig beeinflußt. Appetitanregend bei Verdauungsbeschwerden.

Zubereitung des Tees:
Etwa 1–2 Teelöffel voll Isländisches Moos werden mit 1 Tasse (ca. 150 ml) heißem Wasser übergossen und nach 10 Minuten Ziehen durch ein Teesieb filtriert.
Anwendungsweise:
Mehrmals täglich 1 Tasse des frisch bereiteten Teeaufgusses trinken. Honigzusatz verstärkt die Wirkung und schwächt den leicht bitteren Geschmack ab.
Die sonstige Anwendung des Tees erfolgt in ungesüßtem Zustand.

Johanniskraut (Hypericum perforatum)

Angewandter Pflanzenteil:
Herba Hyperici – Johanniskraut.
Wirksame Inhaltsstoffe:
Ätherisches Öl, Gerbstoffe, Hypericin (Hypericumrot).

Wirkung:
Entzündungshemmend (antiphlogistisch), adstringierend (zusammenziehend) innerlich und äußerlich. Hypericin hat einen leicht sedativen Effekt und wirkt stimmungsaufhellend.

Anwendung:
Als entzündungshemmendes Mittel kommt das Johanniskrautöl zur Förderung der Wundheilung, bei Prellungen, Verstauchungen, bei Rheuma und Ischialgien zum Einsatz. Innerlich soll es bei nervösen Erschöpfungserscheinungen und in der Rekonvaleszenz günstig wirken. Johanniskrautöl kann man selbst herstellen oder in guter Qualität in der Apotheke erwerben.
Johanniskrauttee übt eine beruhigende Wirkung aus und beeinflußt depressive Krankheitszustände. Es tritt nach längerer Anwendungszeit von Tee, besser aber noch nach Einnahme von standardisierten Fertigpräparaten eine Aufhellung der Stimmungslage ein.

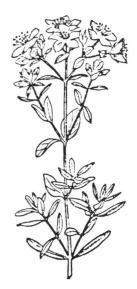

aus: „Heilpflanzen-Anbau"
Kytta-Werk Sauter GmbH,
Alpirsbach

Zubereitung des Tees:
1 Eßlöffel voll geschnittenes Johanniskraut wird mit 1 Tasse (150 ml) Wasser übergossen und zum Sieden erhitzt.
Nach 10 Minuten Ziehenlassen wird durch ein Teesieb filtriert.
Dosierung: Wenn nicht anders verordnet, werden morgens und abends 1–2 Tassen frisch bereiteter Teeaufguß getrunken.
Dauer der Anwendung:
Zum Erzielen einer Wirkung ist normalerweise eine Anwendung über mehrere Wochen oder Monate erforderlich.

Nach neueren Untersuchungen sollte vor der chronischen Verabreichung von Johanniskraut/Johanniskrautöl abgeraten werden, da das Quercetin, ein Inhaltsstoff von Johanniskrautzubereitungen, möglicherweise eine kanzerogene Gefährdung für den Menschen darstellt.
Lit.: Poginski, B. et al., DAZ, Nr. 26, 1364–1366 (1988).

Gegenanzeigen:
Johanniskrautzubereitungen sind bei bekannter Lichtüberempfindlichkeit nicht anzuwenden.

Nebenwirkungen: Gelegentlich kann, besonders bei hellhäutigen Personen, eine Lichtüberempfindlichkeit auftreten. Diese zeigt sich in Form von sonnenbrandähnlichen Entzündungen der Hautpartien, die stärkerer Sonnenbestrahlung ausgesetzt waren.

Zubereitung des Johanniskrautöls:
25 g frische Blüten bzw. Kraut, dessen Blüten gerade aufgegangen sind, werden mit 500 g Olivenöl in einem Mörser zerquetscht und mit dem Öl in eine farblose Flasche gebracht und unverschlossen an einem warmen Ort aufgestellt.
Nach 3- bis 5tägigem Gären wird die Flasche verschlossen und der Sonne ausgesetzt, bis das Öl leuchtend rot geworden ist. Nach etwa 6 Wochen ist dieser Vorgang beendet. Nun wird abgepreßt, das Öl (Rotöl) abgegossen in gut schließenden Flaschen aufbewahrt.

Kalmus (Acorus calamus)

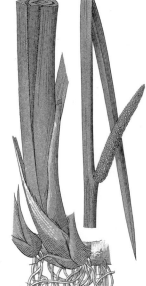

Angewandter Pflanzenteil:
Rhizoma Calami – Kalmuswurzel.
Wirksame Inhaltsstoffe:
Ätherisches Öl, Bitterstoffe.

Wirkung:
Auf Grund des Gehaltes an ätherischem Öl und der Bitterstoffe wird Kalmus als aromatisches Bittermittel bezeichnet.

Anwendung:
Bei Dyspepsien (Verdauungsstörungen) verschiedener Ätiologie als Tee. Kalmusbäder werden bei Erschöpfungszuständen angewendet.

Zubereitung des Tees:
1 Eßlöffel voll geschnittene Kalmuswurzel auf 1 Tasse (ca. 150 ml) Wasser bei Raumtemperatur ansetzen. Immer wieder umrühren. Nach 30 Minuten Einwirkzeit kurz aufkochen und dann durch ein Teesieb filtrieren.

aus: „Unsere Heilpflanzen" von Flück/Jaspersen, 8. Auflage 1992 erschienen im Ott Verlag Thun, Schweiz

Dosierung: 3mal täglich 1 Tasse Tee vor dem Essen lauwarm trinken.
Die Kombination mit anderen Drogen wie Baldrian, Enzian, Pfefferminze, Anis, Kamillen, Kümmel u.a. als Magentee ist noch besser wirksam.

Angewandter Pflanzenteil:
Flores Chamomillae – Kamillenblüten.
Wirksame Inhaltsstoffe:
Ätherisches Öl.

Kamille (Matricaria chamomilla)

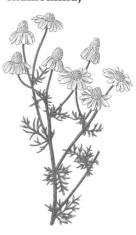

Wirkung:
Das ätherische Öl, welches im Gegensatz zu den anderen ätherischen Ölen (die meisten ätherischen Öle haben farbloses, hellgelbes bis braunes Aussehen) eine blaue Farbe hat, besteht aus mehreren chemisch kompliziert zusammengesetzten Verbindungen, z.B. dem Chamazulen. Es wirkt entzündungswidrig und spasmolytisch (krampflösend).

Anwendung:
Kamillenblütenauszüge werden äußerlich und innerlich angewendet. Für beide Zwecke kommt vielfach noch der übliche Aufguß als Kamillentee zum Einsatz.
Äußerlich: Als Spül- und Gurgelmittel bei Entzündungen des Mund- und Rachenraumes. Zur Wundbehandlung, auch als Salbe oder Puder. Ferner als Sitzbäder bei Entzündungen im Analbereich, z.B. bei Hämorrhoiden, oder im Vaginalbereich. Kamillendampfbäder (Inhalation des ätherischen Öls) wirken sehr gut bei Entzündungen der oberen Luftwege, z.B. bei Nasen-, Rachen-, Kehlkopf- und Bronchialschleimhautentzündungen.
Innerlich: Die innerliche Anwendung von Kamillenauszügen beruht auf der krampflösenden, d.h. beruhigenden, Wirkung des Kamillenöls bei akuten Beschwerden im Magen- und Darmbereich. Die entzündungswidrigen Komponenten des Kamillenöls kommen bei der Behandlung der Magenschleimhautentzündung zur Geltung. Besonders

aus: „Unsere Heilpflanzen" von Flück/Jaspersen, 8. Auflage 1992 erschienen im Ott Verlag Thun, Schweiz

wirksam ist die Durchführung einer Rollkur, die nüchtern gemacht werden muß. Dabei geht man folgendermaßen vor: Morgens vor dem Aufstehen trinkt man schluckweise 1 Tasse warmen Kamillentee. Dann legt man sich völllig entspannt 5 Minuten auf den Rücken, 5 Minuten auf die linke Seite, 5 Minuten auf den Bauch und schließlich 5 Minuten auf die rechte Seite. Die Reihenfolge ist unbedingt einzuhalten, weil der Kamillenauszug sonst zu schnell den Magen verläßt. Die Rollkur ist längere Zeit durchzuführen und eine entsprechende Diät einzuhalten.

Zubereitung von Kamillentee:
1 Eßlöffel voll Kamillenblüten wird mit einer Tasse (ca. 150 ml) heißem Wasser übergossen, zugedeckt und nach 5 bis 10 Minuten durch ein Teesieb filtriert.

Art der Anwendung:
Soweit nicht anders verordnet, wird bei Erkrankungen im Magen-Darm-Bereich 3–4mal täglich eine Tasse frisch bereiteter Teeaufguß warm zwischen den Mahlzeiten getrunken.
Bei Entzündungen der Schleimhaut im Mund- und Rachenbereich wird mit dem frisch bereiteten Teeaufguß mehrmals täglich gespült oder gegurgelt.

HINWEIS:
Der Teeaufguß darf nicht im Bereich des Auges angewendet werden.

Durchführung eines Kamillendampfbades:
Zur Bereitung eines Kamillendampfbades werden in ein Gefäß, welches ungefähr 1 l siedendes Wasser enthält und gerade am Sieden gehalten wird, ungefähr 5 gehäufte Eßlöffel voll Kamillenblüten gebracht.
Man atmet die wasserdampfflüchtigen Kamillenwirkstoffe bei Entzündungen der oberen Luftwege 5 Minuten lang ein, indem Gefäß und Kopf mit einem großen Tuch abgedeckt werden.

Angewandter Pflanzenteil:
Bulbus Allii sativi – Knoblauchzwiebeln.
Wirksame Inhaltsstoffe:
Alliin, Allicin, Diallyldisulfide und Ajoene.

Knoblauch
(Allium sativum)

Wirkung:
Knoblauchinhaltsstoffe wirken vielfältig, z. B. werden die Verdauungsdrüsen zu vermehrter Sekretion angeregt (Anregung des Appetits).
Sie haben auch eine entblähende, krampflösende und galletreibende Wirkung. Darüber hinaus sollen sie gefäßerweiternd und entspannend wirken. Interessant ist auch ihr antibakterieller Einfluß auf die Darmflora.
In den letzten Jahren konnten verschiedene Forschergruppen nachweisen, daß Knoblauchinhaltsstoffe in den Stoffwechsel der Lipoproteine (Fette, die an Eiweiß gekoppelt sind) des Blutes eingreifen und so eine antiarteriosklerotische Wirkung ausüben. Insbesondere kommt dem im Knoblauch vorhandenen Allicin in diesem Zusammenhang eine besondere Bedeutung zu. Es vermag offenbar durch eine bestimmte chemische Reaktion regulierend in den Fettstoffwechsel einzugreifen. Zusätzlich bewirken Knoblauchinhaltsstoffe einen „hypolipämischen (fettsenkenden) Effekt". Der Cholesterin- und Triglyceridspiegel sowie die LDL-Werte (low density lipoprotein) im Blut werden mehr oder weniger deutlich erniedrigt, die HDL-Werte (high density lipoprotein) dagegen werden erhöht. (Siehe auch Arzneimittellehre Spezieller Teil, Kapitel 83, Vitamine.) Ferner soll auch die fibrinolytische Aktivität erhöht werden. (Siehe auch Spezieller Teil, Kapitel 41, Fibrinolytika.)
Neuerdings konnte auch gezeigt werden, daß durch Knoblauchwirkstoffe die Thrombozytenaggregation gehemmt werden kann. (Siehe unter Antikoagulantien, Arzneimittellehre Spez. Teil.)

Anwendung:
Bei infektiösen Darmkatarrhen, Gärungs- und Fäulnisdyspepsien (= akute Ernährungsstörungen).

Zur Vorbeugung und Behandlung von Alterungserscheinungen des Gefäßsystems (Arteriosklerose) sowie zur Unterstützung der Therapie von Schlafstörungen und Bluthochdruck. Wichtiges Gewürz. Die empfohlene Dosierung von frischem Knoblauch beträgt 4 g Knoblauchzehe pro Tag.

Die Einnahme von frischem Knoblauch ist wegen des Auftretens des die Umwelt belästigenden Knoblauchgeruchs nicht jedermanns Sache. Die Heilmittelindustrie stellt daher Knoblauch-Öl-Kapseln bzw. -Dragees mit einem magensaftresistenten Überzug her.

Die Wirksamkeit dieser Zubereitungen soll dem frischen Knoblauch kaum nachstehen, wobei empfohlen wird, die Trockenpulver-Präparate vorzuziehen.

Kümmel (Carum carvi)

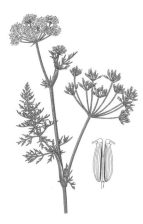

aus: „Unsere Heilpflanzen" von Flück/Jaspersen, 8. Auflage 1992 erschienen im Ott Verlag Thun, Schweiz

Angewandter Pflanzenteil:
Fructus Carvi – Kümmelfrüchte.
Wirksame Inhaltsstoffe:
Ätherisches Öl.

Wirkung:
Gegen Meteorismus (Blähungen); beruhigende Wirkung auf die Motilität des Magens und auf den Darmbereich.

Anwendung:
Bei krampfartigen Magen-Darm-Beschwerden und Blähungen unterschiedlicher Herkunft. Wichtiges Gewürz.

Dosierungsanleitung und Art der Anwendung:
1–2 Teelöffel voll Kümmelfrüchte werden in einem Mörser zerquetscht und mit 1 Tasse (150 ml) siedendem Wasser aufgegossen.
Nach 10–15 Minuten Ziehen wird durch ein Teesieb filtriert.
Wenn nicht anders verordnet, werden 3- bis 4mal täglich 1 Tasse frisch bereiteter Teeaufguß zwischen den Mahlzeiten getrunken.

Angewandter Pflanzenteil:
Semen Lini – Leinsamen.
Wirksame Inhaltsstoffe:
Fettes Öl, Schleim.

Wirkung:
Abführend. Durch das große Quellvermögen des
Leinsamens wird das Volumen des Darminhaltes
vergrößert und durch den Dehnungsreiz die Peri-
staltik angeregt. Erweichend bei Furunkulose.
Lagerung: Vor Licht geschützt.
Als zerkleinerte Droge höchstens 24 Stunden la-
gern.

Anwendung:
Bei chronischer Verstopfung. Die beste Abführwirkung erzielt man durch Einnahme von zerquetschtem oder grob gemahlenem Leinsamen. Zweistün-
diges Vorquellen von unzerkleinertem Leinsamen
vermeidet die Aufnahme von fettem Öl (Fett- bzw.
Nährstoffzufuhr) und kann durch ausgetretenen
Schleim leichter geschluckt werden.
Dosierung und Art der Anwendung:
2–3mal 1 Eßlöffel voll Leinsamen unzerkleinert
oder auch frisch geschrotet mit reichlich Flüssigkeit
zu den Mahlzeiten einnehmen. Bei ungenügender
Flüssigkeitszufuhr können Blähungen auftreten.
Die Wirkung tritt nach 12 bis 24 Stunden ein. Zusatz
von Milchzucker im Verhältnis 1:1 verstärkt die
Abführwirkung.

Gegenanzeige: Darmverschluß

HINWEISE:
Bei entzündlichen Darmerkrankungen soll Leinsamen nur in vorgequollenem Zustand angewendet
werden.
Bei mißbräuchlicher Anwendung von zu hohen Dosen kann es zu Störungen des Wasser- und Elektro
lythaushaltes mit Verlust von zu viel Kalium
kommen.

Ein Auszug von Leinsamen wird aber auch wegen
seines hohen Schleimgehaltes als Gurgelmittel bei

**Lein
(Linum
usitatissimum)**

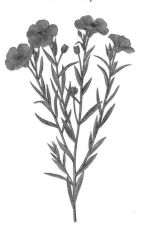

aus: „Unsere Heilpflanzen" von
Flück/Jaspersen, 8. Auflage
1992 erschienen im Ott Verlag
Thun, Schweiz

Entzündungen im Mund- und Rachenraum, vor allem aber bei Magenschleimhautentzündungen angewendet. Der Schleim bedeckt die entzündeten Schleimhäute und fördert so die Abheilung.

Zubereitung des Leinsamen-Auszuges:
Der Auszug wird bei Raumtemperatur hergestellt, da durch Erwärmen der Schleim zerstört würde.
1 Eßlöffel voll ganze Leinsamen wird mit 1 Tasse (ca. 150 ml) Wasser von Raumtemperatur übergossen. Nach 30 Minuten Einwirkung und unter gelegentlichem Umrühren wird die Flüssigkeit ohne auszupressen abgegossen und vor dem Trinken leicht angewärmt.
Anwendungsweise:
3mal täglich 1 Tasse des erhaltenen Auszuges zwischen den Mahlzeiten trinken.
Als Kataplasma (Breiumschlag) dient Leinsamen zur Erweichung von Furunkeln.

Herstellung des Leinsamen-Breiumschlages:
Man füllt ein Säckchen aus Leinen oder Mull mit zerquetschtem oder grob gepulvertem Leinsamen, erwärmt dieses 10 Minuten lang in heißem Wasser und legt es dann möglichst heiß auf.

Liebstöckel (Levisticum officinale)

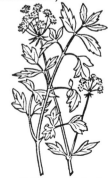

Angewandter Pflanzenteil:
Radix Levistici – Liebstöckelwurzel.
Wirksame Inhaltsstoffe:
Ätherisches Öl.

Wirkung: Liebstöckelwurzel wirkt diuretisch und entblähend.

Anwendungsgebiete:
Bestandteil von wassertreibenden Teemischungen, z.B. Birkenblätter, Hauhechelwurzel, Süßholzwurzel, Wacholderbeeren u.a.
Weiterhin Anwendung bei Verdauungsbeschwerden, Völlegefühl.
Verbreiteter ist die Verwendung von Liebstöckel (Wurzel und Blätter) als Gewürz („Maggikraut").

aus: „Heilpflanzen-Anbau"
Kytta-Werk Sauter GmbH,
Alpirsbach

40

Gegenanzeigen:
Tee aus Liebstöckelwurzel soll bei Entzündungen der Niere und der ableitenden Harnwege sowie bei eingeschränkter Nierentätigkeit nicht angewendet werden.

Dosierungsanleitung und Art der Anwendung:
1–2 Teelöffel voll Liebstöckelwurzel werden mit 1 Tasse (ca. 150 ml) siedendem Wasser übergossen und nach etwa 10–15 Minuten Ziehen durch ein Teesieb gegeben.
Wenn nicht anders verordnet, werden mehrmals täglich 1 Tasse des frisch zubereiteten Tees zwischen den Mahlzeiten getrunken.

Angewandter Pflanzenteil:
Flores Tiliae – Lindenblüten.
Wirksame Inhaltsstoffe:
Ätherisches Öl und Flavonoide.

Wirkung:
Schweißtreibend, fördert die Bildung der körpereigenen Abwehrkräfte.

Anwendung:
Bei grippalen Infekten zur Schwitzkur oder zur Verhütung von Erkältungskrankheiten im Herbst oder Frühjahr. Zur Wirkungsverstärkung werden zusätzlich 1–2 Tbl. Acidum acetylosalicylicum (Aspirin) empfohlen. Als „Schwitztee" hat sich auch eine Mischung von Holunder- und Lindenblüten bewährt.

Zubereitung des Lindenblütentees zum Schweißtreiben:
Etwa 1–2 Teelöffel voll Lindenblüten werden mit 1 Tasse (ca. 150 ml) siedendem Wasser übergossen und zugedeckt. Nach etwa 5 Minuten Ziehen durch ein Teesieb filtriert.
Dosierung: Wenn nicht anders verordnet, werden mehrmals täglich, besonders in der zweiten Tages-

Linde (Sommerlinde – Tilia platyphyllos und Winterlinde – Tilia cordata)

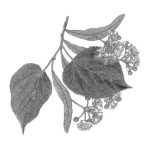

aus: „Unsere Heilpflanzen" von Flück/Jaspersen, 8. Auflage 1992 erschienen im Ott Verlag Thun, Schweiz

hälfte, 1–2 Tassen frisch bereiteter Teeaufguß so heiß wie möglich getrunken.
Zum Schweißtreiben werden 3–4 Tassen möglichst heißen Tees eingenommen.
Zur Vorbeugung während der erkältungsreichen Zeiten und als Haustee genügt ein Teelöffel voll Lindenblüten auf ca. 250 ml Wasser.

Löwenzahn (Taraxacum officinale)

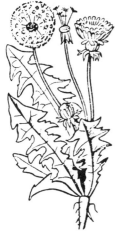

aus: „Heilpflanzen-Anbau"
Kytta-Werk Sauter GmbH,
Alpirsbach

Angewandter Pflanzenteil:
Radix Taraxaci cum herba – Die Wurzel mit dem Kraut.
Wirksame Inhaltsstoffe:
Bitterstoffe; wenig ätherisches Öl.

Wirkung und Anwendung:
Die wirksamen Inhaltsstoffe fördern die Sekretion der an der Verdauung beteiligten Drüsen bzw. Organe. Die Lebertätigkeit wird aktiviert und die Harnausscheidung der Niere angeregt. Daher eignet sich diese Droge zu sogenannten Blutreinigungskuren im Frühjahr und Herbst.
Dem Löwenzahn wird auch eine günstige Wirkung auf das Bindegewebe zugeschrieben und daher bei rheumatischen Erkrankungen eingesetzt. Nach neueren Forschungsergebnissen soll auch die Neubildung von Gallensteinen gehemmt werden, wenn immer wieder entsprechende „Trinkkuren" gemacht werden.

Dosierungsanleitung und Art der Anwendung:
Etwa 1–2 Teelöffel voll Löwenzahn werden mit 1 Tasse (ca. 150 ml) Wasser kurz aufgekocht und nach etwa 15 Minuten Ziehen durch ein Teesieb gegeben.
Wenn nicht anders verordnet, wird morgens und abends 1 Tasse frisch bereiteter Teeaufguß warm getrunken.
Dauer der Anwendung:
Zubereitungen aus Löwenzahn sollen kurmäßig 4–6 Wochen lang angewendet werden und sollten mehrmals im Jahr durchgeführt werden.

Gegenanzeigen:
Entzündungen oder Verschluß der Gallenwege;
Darmverschluß.

Angewandter Pflanzenteil:
Herba Majoranae – Majorankraut.
Wirksame Inhaltsstoffe:
Ätherisches Öl, Bitterstoffe, Gerbstoffe.
Anwendung:
Im Vordergrund steht die Verwendung als Gewürz
(Leberwurst). Bei Verdauungsstörungen und Galle-
beschwerden.

**Majoran
(Majorana
hortensis)**

Zubereitung des Tees:
1 Teelöffel voll geschnittenes Majorankraut wird
mit 1 Tasse (150 ml) siedendem Wasser übergossen.
Nach 5 Minuten Ziehenlassen wird abgeseiht.
Dosierung: 2 Tassen Majoran-Tee schluckweise
über den Tag verteilt trinken.

Angewandter Pflanzenteil:
Folia Malvae – Malvenblätter.
Wirksame Inhaltsstoffe:
Schleim, wenig ätherisches Öl und Gerbstoffe.

**Malve
(Malva silvestris)**

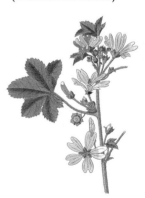

Wirkung:
Reizlindernd und einhüllend.

Anwendung:
Bei Entzündungen im Mund- und Rachenraum zum
Gurgeln. Zur Hustenreizlinderung. Die Magenschleimhautentzündung (Gastritis) wird durch die
einhüllende Wirkung des Schleims günstig beeinflußt.

Dosierungsanleitung und Art der Anwendung:
Etwa 2 Teelöffel voll Malvenblätter werden mit
1 Tasse (ca. 150 ml) siedendem Wasser übergossen
und nach 10–15 Minuten Ziehen durch ein Teesieb
filtriert.

aus: „Unsere Heilpflanzen" von
Flück/Jaspersen, 8. Auflage
1992 erschienen im Ott Verlag
Thun, Schweiz

43

Der Tee kann auch durch Ansetzen mit kaltem Wasser und zwei- bis dreistündigem Ziehen unter gelegentlichem Umrühren bereitet werden.

Wenn nicht anders verordnet, wird mehrmals täglich und abends vor dem Schlafengehen 1 Tasse Teeaufguß langsam getrunken.

Die hustenreizlindernde Wirkung wird durch Hinzufügen von Honig verstärkt.

Melisse (Melissa officinalis)

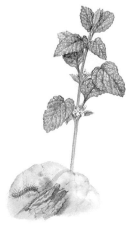

© Mosaik Verlag GmbH, München

Angewandter Pflanzenteil:
Folia Melissae – Melissenblätter.
Wirksame Inhaltsstoffe:
Ätherisches Öl, Bitter- und Gerbstoffe.

Wirkung:
Sedativ (beruhigend), leicht spasmolytisch.

Anwendung:
Als Tagesberuhigungsmittel, z. B. bei nervösen Herzbeschwerden, aber auch bei leichten Einschlafstörungen, z. B. hervorgerufen durch Reizüberflutung. Die Inhaltsstoffe wirken auch günstig bei Verdauungsstörungen und „nervösem" Magen. Eine Mischung von Melissenblättern, Baldrianwurzeln, Hopfenzapfen, Lavendelblüten, Passionsblumenkraut und Pfefferminzblättern kann als sogenannter Nerventee bei den angegebenen Indikationen zur Verwendung kommen. In Form eines alkoholischen Destillates ist Klosterfrau-Melissengeist sehr bekannt. Er wird auch äußerlich zum Einreiben verwendet.

Zur Nervenberuhigung können auch Vollbäder mit Melissenauszügen gemacht werden.

Zubereitung des Bades:
100 g Melissenblätter mit 1 l siedendem Wasser übergießen, 10 Minuten zugedeckt ziehen lassen und den erhaltenen Auszug dem Vollbad zusetzen.

Zubereitung des Melissentees:
1 Eßlöffel voll geschnittene Melissenblätter wird mit 1 Tasse (ca. 150 ml) siedendem Wasser übergossen.

44

Man läßt diesen Ansatz im abgedeckten Gefäß 10 Minuten ziehen und filtriert durch ein Teesieb. Dosierung: Wenn nicht anders verordnet, wird mehrmals täglich 1 Tasse frisch bereiteter Tee getrunken. Nach Belieben kann mit Honig gesüßt werden.

Angewandter Pflanzenteil:
Herba Visci albi – Mistelkraut.

Mistel
(Viscum album)

Wirksame Inhaltsstoffe:
Viscotoxin, Glykoproteid, Cholin, Acetylcholin, Aminosäuren, biogene Amine, Cholinderivate, Flavonoide, Lektine, Triterpensaponine und Viscotoxine.

Wirkung:
Blutdrucksenkend, kardioton (herzstärkend), tumorhemmend und immunstimulierend (die körpereigenen Abwehrkräfte anregend).

Anwendung:
Zur Unterstützung der Hypertoniebehandlung durch den Arzt. Bei Kreislaufbeschwerden im höheren Lebensalter. Bei parenteraler Applikation haben entsprechende Mistelzubereitungen eine digitalisähnliche Wirkung auf das Herz. Mistelinhaltsstoffe sollen neben einer tumorhemmenden Wirkung auch die Bildung der körpereigenen Abwehrkräfte anregen.
Man spricht von einer regulierenden Wirkung auf das periphere Nerven- und Gefäßsystem. Als klinisch erwiesen gilt die Wirksamkeit der Pflanze bei Arthrosen, Spondylosis deformans (degenerative Erkrankung der Wirbelkörper und Bandscheiben), Ischialgie und Morbus Bechterew.
Die Applikation muß hierbei aber intrakutan, nicht als subkutane Injektion erfolgen.
Standardisierte Mistel-Injektionspräparate dienen aber auch zur palliativen ergänzenden Therapie (= Behandlung, deren Wirkung sich auf die Bekämpfung bestimmter Symptome richtet, ohne die Grundkrankheit zu beseitigen) von inoperablen

Tumoren oder zur Unterstützung der Rezidivprophylaxe. Wahrscheinlich kommen hierbei die immunstimulierenden Effekte der Mistelwirkstoffe auf die gesunden, den Tumor umgebenden Bindegewebszellen zum Tragen.

Mistelinjektionen können in der Krebstherapie zur Verbesserung der Lebensqualität, zur Schmerzlinderung und möglicherweise auch zur Lebensverlängerung beitragen.

Bei oraler Anwendung (Tee oder Saft) treten keine Therapieerfolge ein. Präparate zur Injektion: Helixor, Iscador, Plenosol u. a.

Zubereitung des Misteltees:
2 Teelöffel Misteldroge pro Tasse Wasser (ca. 150 ml) kalt ansetzen, über Nacht 8–10 Stunden unter gelegentlichem Umrühren stehenlassen und dann abseihen. Morgens nüchtern trinken.

Pfefferminze (Mentha piperita)

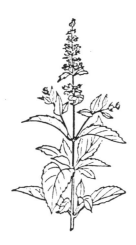

aus: „Heilpflanzen-Anbau"
Kytta-Werk Sauter GmbH,
Alpirsbach

Angewandter Pflanzenteil:
Folia Menthae piperitae – Pfefferminzblätter.

Wirksame Inhaltsstoffe:
Ätherisches Öl mit bis zu 60% Menthol, ferner Gerb- und Bitterstoffe.

Wirkung:
Spasmolytisch; der Galleabfluß und die Galleproduktion in der Leber werden gesteigert; infolge Verminderung des Empfindungsvermögens der Haut wirkt Pfefferminzöl äußerlich angewandt kühlend bzw. als Anästhetikum.

Anwendung:
Bei Magen- und Darmbeschwerden, die sich in Form von Übelkeit, Brechreiz und Erbrechen äußern, aber auch bei Blähungen und Krämpfen im Magen-Darm-Bereich.
Erkrankungen der Gallenwege werden durch die oben beschriebene Wirkung günstig beeinflußt.

Zubereitung des Pfefferminztees:
1 Eßlöffel voll geschnittene Pfefferminzblätter wird mit einer Tasse (ca. 150 ml) heißem Wasser über-

46

gossen, zugedeckt und nach 5 bis 10 Minuten durch ein Teesieb filtriert.

Art der Anwendung:
Soweit nicht anders verordnet, wird 3–4mal täglich eine Tasse frisch bereiteter Teeaufguß warm zwischen den Mahlzeiten getrunken. Als Heilmittel wird Pfefferminztee nicht gesüßt.

Angewandter Pflanzenteil:
Herba Serpylli – Quendelkraut.
Wirksame Inhaltsstoffe:
Ätherisches Öl, Terpene, Gerbstoffe, Bitterstoffe.

**Quendel
(Feldthymian) –
(Thymus
serpyllum)**

Wirkung:
Auswurffördernd, desinfizierend und leicht krampflösend.

Anwendung:
Der Hauptwirkstoff, nämlich das ätherische Öl, wirkt bei Bronchitiden expektorierend, und zwar sekretomotorisch und sekretolytisch. Durch eine spasmolytische Komponente wird der Hustenreiz gelindert.

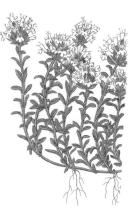

Zubereitung des Quendeltees:
1 Eßlöffel Quendelkraut mit 1 Tasse (ca. 150 ml) siedendem Wasser übergießen, zugedeckt 10 Minuten ziehen lassen und dann abseihen.
Dosierung: 3mal täglich 1 Tasse Tee trinken. Honigzusatz fördert die schleimlösende Wirkung.

aus: „Unsere Heilpflanzen" von Flück/Jaspersen, 8. Auflage 1992 erschienen im Ott Verlag Thun, Schweiz

Angewandter Pflanzenteil:
Radix Raphani – Rettichwurzel.
Wirksame Inhaltsstoffe:
Schwefelhaltiges ätherisches Öl (Senfölglucoside).

**Schwarzer Rettich
(Raphanus sativus)**

Wirkung:
Cholereticum (Stoffe, die die Leberzellen zu vermehrter Sekretion von Gallensäuren anregen).

Anwendung:
Zur Ernährung verwendet man Rettich roh. Zur Vorbeugung von Gallenleiden (volkstümlich). Zur

Therapie von chronisch verlaufenden Cholezysto-
pathien (= zusammenfassende klinische Bezeichnung für funktionelle und organische Erkrankungen des Gallenwegsystems) verwendet man
Rettichsaft, welcher als diätetisches Lebensmittel
im Handel ist oder eventuell auch selbst hergestellt
werden kann. Die Behandlung sollte nur nach Verordnung bzw. Rücksprache mit dem Arzt erfolgen.

Nebenwirkungen:
In therapeutischen Dosen sind keine bekannt. Bei
akuten Magenkrankheiten darf Rettich wegen seiner schleimhautreizenden Wirkung nicht angewandt werden. Magenempfindliche Patienten
sollten vor der Anwendung prüfen, ob sie Rettich
bzw. dessen Zubereitungen vertragen.

**Ringelblume
(Calendula
officinalis)**

Angewandter Pflanzenteil:
Flores Calendulae – Ringelblumenblüten.
Wirksame Inhaltsstoffe:
Ätherisches Öl, Tannin, Calendulin, Flavonoide,
Carotinoide.

Wirkung:
Innerlich spasmolytisch und choleretisch (die Gallenabsonderung anregend).
Äußerlich: bakterizid gegenüber Staphylokokken
und Streptokokken; granulationsfördernd; entzündungswidrig.

Anwendung:
Innerlich als Ringelblumentee bei Gallenblasenbe-
schwerden.
Die äußerliche Anwendung als Wund- und Heilsal-
be steht im Vordergrund. Durch die entzündungswidrigen Eigenschaften der Ringelblumensalbe
findet sie auch Anwendung zur Behandlung von
Krampfadern, Venenentzündungen, bei „stumpfen" Verletzungen wie Verstauchungen, Zerrun-
gen, Verrenkungen, Hämatomen u. a.

Weitere Anwendungsgebiete sind: Insektenstiche und Sonnenbrand, Prophylaxe und Therapie des Aufliegens (Dekubitus).
Oft werden Ringelblumenblüten als „Schmuckdroge" anderen Teemischungen beigefügt.

Angewandter Pflanzenteil:
Folia Rosmarini – Rosmarinblätter.
Wirksame Inhaltsstoffe:
Ätherisches Öl mit Rosmarinkampfer, Gerbstoffe, organische Säuren.

Rosmarin (Rosmarinus officinalis)

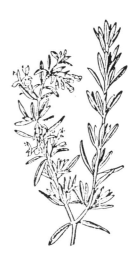

aus: „Heilpflanzen-Anbau" Kytta-Werk Sauter GmbH, Alpirsbach

Wirkung:
Kreislaufanregend durch Tonisierung der Blutgefäße, zugleich aber auch ausgleichend auf das Nervensystem.
Äußerlich wirken Rosmarin-Inhaltsstoffe hautreizend und erzeugen eine Hyperämie.

Anwendung:
Die bevorzugte Anwendung ist nicht der Tee, sondern der sogenannte Rosmarinwein bei Kreislaufstörungen, die sich z.B. als Folge zu niedrigen Blutdruckes äußern können. Auch in der Rekonvaleszenz werden Rosmarinzubereitungen zur Behebung von Schwächezuständen gern eingesetzt, besonders in Form des Rosmarinbades. Rosmarinbäder regen die Kreislauftätigkeit an und fördern die Durchblutung. Sie sollten nicht am Abend gemacht werden, da durch die Anregung des Kreislaufes die Einschlaffähigkeit gestört werden kann. Die hyperämisierende und schmerzstillende Wirkung des Rosmarinöls macht man sich in Form von alkoholischen Lösungen (Einreibungen) und Salben bei der Behandlung von rheumatischen Erkrankungen zunutze.

Zubereitung eines Rosmarinweines:
20 g geschnittene Rosmarinblätter werden in einem verschließbaren Glasbehälter mit 750 ml Südwein übergossen und unter gelegentlichem Umrühren 5 Tage stehen gelassen. Dann wird durch ein Lei-

nentuch koliert (abgeseiht). Man trinkt davon am Vormittag und am Nachmittag 1 Gläschen des erhaltenen Auszuges.

Zubereitung eines Rosmarinbades:
50 g Rosmarinblätter mit 1 l siedendem Wasser übergießen, zugedeckt 20 Minuten ziehen lassen und dann kolieren. Der erhaltene Auszug wird einem Vollbad von 38°C zugesetzt. Badedauer höchstens 20 Minuten, anschließend mindestens 30 Minuten ruhen.
Zur Bereitung eines Teilbades werden etwa 100 g Rosmarinblätter in einem Leinensäckchen 20 Litern heißem Wasser zugesetzt.

Zubereitung des Rosmarintees:
1 Teelöffel voll (ca. 2 g) Rosmarinblätter wird mit 1 Tasse (ca. 150 ml) heißem Wasser übergossen, zugedeckt und nach etwa 15 Minuten Ziehen durch ein Teesieb gegeben.
Dosierung: Wenn nicht anders verordnet, wird drei- bis viermal täglich eine Tasse frisch bereiteter Teeaufguß warm zwischen den Mahlzeiten getrunken.

**Salbei
(Salvia officinalis)**

Angewandter Pflanzenteil:
Folia Salviae – Salbeiblätter.
Wirksame Inhaltsstoffe:
Ätherisches Öl, Gerbstoffe, Bitterstoffe.

Wirkung:
Schweißhemmend, krampflösend, desinfizierend und adstringierend (zusammenziehend).

Anwendung:
Salbeiwirkstoffe hemmen übermäßige Schweißsekretion verschiedener Ätiologie. Entzündungen im Mund- und Rachenraum werden mit Hilfe von Spülungen bzw. Gurgeln mit Salbeitee günstig beeinflußt. Bei Durchfällen kommt es durch die spasmolytische und desinfizierende Wirkung zur Besserung.

Dosierung und Art der Anwendung:
Zur Behandlung von Magen-Darm-Beschwerden wird ½ Teelöffel (1–2 g), zur Behandlung von Entzündungen im Bereich der Mundhöhle 1 Teelöffel voll (ca. 3 g) Salbeiblätter mit 1 Tasse (ca. 150 ml) heißem Wasser übergossen und nach 10 Minuten Ziehen durch ein Teesieb gegeben.
Wenn nicht anders verordnet, wird bei Magen-Darm-Beschwerden mehrmals täglich 1 Tasse warmer Teeaufguß ½ Stunde vor den Mahlzeiten getrunken.

Bei Entzündungen der Schleimhaut im Mund- und Rachenbereich wird mehrmals täglich mit dem noch warmen Teeaufguß gespült oder gegurgelt. Zur Behandlung des Nachtschweißes wird der Tee 2 Stunden vor dem Zubettgehen getrunken.
Dauer der Anwendung:
Tee aus Salbeiblättern soll nicht über längere Zeit eingenommen werden.

Sanddorn (Hippophae rhamnoides)

Angewandter Pflanzenteil:
Fructus Hippophae rhamnoides – Sanddornbeeren.
Wirksame Inhaltsstoffe:
Hauptsächlich Vitamin C; Carotin und Carotinoide, Vitamin E und Vitamine der B-Gruppe, Flavone, Fruchtsäuren.

Wirkung:
Im Vordergrund stehen die bekannten Vitamin-C-Wirkungen. Vitamin C fördert die Zellatmung. Es verstärkt die natürlichen körpereigenen Abwehrkräfte gegen Infektionskrankheiten, vermindert die Durchlässigkeit der Blutgefäßwände und wirkt entgiftend und stoffwechselregulierend.

Anwendung:
Zur Verwendung kommen die Beeren (Früchte) als Säfte bei grippalen Infekten und Grippe. Ferner bei körperlichen und geistigen Anstrengungen, insbesondere auch bei sportlichen Leistungen und ra-

scher körperlicher Ermüdung (Frühjahrsmüdigkeit).

Einseitige Ernährung mit zu geringem Anteil an Gemüse und Obst führt zu Vitamin-C-Mangelerscheinungen, welche durch Zufuhr von Sanddornsaft ausgeglichen werden können. Bevorzugte Anwendung finden haltbare Sanddornsäfte mit oder ohne Zuckerzusatz. Man kann aber auch eine Marmelade aus Sanddornbeeren herstellen, deren Vitamin-C-Gehalt aber wesentlich geringer ist.

Schachtelhalm (Equisetum arvense)

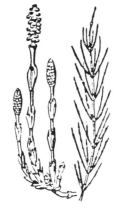

aus: „Heilpflanzen-Anbau"
Kytta-Werk Sauter GmbH,
Alpirsbach

Angewandter Pflanzenteil:
Herba Equiseti – Schachtelhalmkraut, Zinnkraut.
Wirksame Inhaltsstoffe:
Der Hauptwirkstoff ist Kieselsäure (bis zu 20%); Saponine, Flavone.

Wirkung:
Diuretisch. Anregend auf die natürlichen Abwehrkräfte des Organismus.

Anwendungsgebiete:
Zur Erhöhung der Harnmenge bei Katarrhen im Bereich von Niere und Blase.
Bei Bronchial- und Lungenleiden, hauptsächlich als Bestandteil von Bronchial-Tees. Für Bäder zur Anregung des Stoffwechsels und bei schlecht heilenden Wunden.

Herstellung des Tees:
2–3 Teelöffel voll Schachtelhalmkraut werden mit 1 Tasse (ca. 150 ml) siedendem Wasser übergossen, 5–10 Minuten darin gekocht und nach etwa 15 Minuten Ziehen durch ein Teesieb gegeben.
Dosierung: Es wird mehrmals täglich eine Tasse frisch bereiteter Teeaufguß zwischen den Mahlzeiten getrunken.

Zubereitung eines Schachtelhalm-Bades:
100 g Schachtelhalmkraut mit 1 l kochendem Wasser übergießen, 30 Minuten in leichtem Sieden halten, abseihen und dem Vollbad bzw. eine entsprechend kleinere Menge einem Teilbad zufügen.

Angewandter Pflanzenteil:
Herba Millefolii – Schafgarbenkraut,
Flores Millefolii – Schafgarbenblüten.
Wirksame Inhaltsstoffe:
Der wirksame Hauptbestandteil ist das ätherische
Öl mit dem pharmakologisch besonders wertvollen
Bestandteil Chamazulen; Mineralien, besonders
reich an Kalium.

Wirkung:
Appetitanregend, leicht spasmolytisch, der hohe
Kaliumgehalt regt die Nierentätigkeit an. Tonisie-
rend auf das Blutgefäßsystem.

Anwendung:
Bei Magen-Darm-Galle-Störungen. Zur Durchführung von sogenannten Blutreinigungskuren im
Herbst und im Frühjahr, allein oder in entsprechenden Teemischungen. Schafgarbenwirkstoffe im
wäßrigen Auszug (Tee) oder auch als Bäder können
bei immer wieder auftretenden krampfartigen
Schmerzen bei der Regelblutung durch prophylak-
tische Anwendung zur Reduzierung der Beschwerden führen. Vor der kurmäßigen Anwendung ist
eine ärztliche Diagnose über die Ursache der Beschwerden erforderlich.

**Schafgarbe
(Achillea
millefolium)**

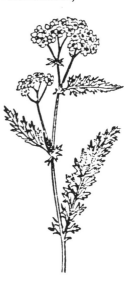

aus: „Heilpflanzen-Anbau"
Kytta-Werk Sauter GmbH,
Alpirsbach

Zubereitung des Schafgarbentees:
1 Eßlöffel voll geschnittenes Schafgarbenkraut oder
Schafgarbenblüten mit 1 Tasse (ca. 150 ml) siedendem Wasser übergießen, 10 Minuten ziehen lassen
und dann abseihen.

HINWEIS:
Nach Kontakt der Blüten mit der Haut können in
seltenen Fällen Überempfindlichkeiten (Allergien)
in Form von Hautrötungen mit Bläschenbildung
auftreten.
Dosierung: 3mal täglich 1 Tasse angewärmten Tee
trinken.

Zubereitung des Schafgarben-Bades:
100 g geschnittenes Schafgarbenkraut mit 1 l siedendem Wasser übergießen, 15 Minuten ziehen lassen und nach dem Abseihen dem Vollbad zufügen. Einem Sitzbad wird die Hälfte des hergestellten Auszuges zugesetzt.

**Schlüsselblume
(Primula veris)**

Angewandter Pflanzenteil:
Radix Primulae – Schlüsselblumenwurzel;
Flores Primulae – Schlüsselblumenblüten.
Wirksame Inhaltsstoffe:
Saponine (Hauptwirkstoffe), Glykoside, Flavone, ätherisches Öl (geringer Gehalt).

Wirkung:
Kräftig auswurffördernd; durch den hohen Saponingehalt wird zäher Bronchialschleim verflüssigt und kann abgehustet werden, außerdem ist eine diuretische Wirkung vorhanden.

Anwendung:
Bei chronischer Bronchitis, besonders bei älteren Menschen (Altershusten). Die zusätzliche diuretische Wirkung ist dabei besonders günstig, da hierdurch vielfach vorhandene Stauungserscheinungen im Kreislaufsystem reduziert werden können.

Zubereitung des Schlüsselblumentees:
1 Teelöffel geschnittene Schlüsselblumenwurzeln bzw. 1 Eßlöffel voll Schlüsselblumenblüten mit 1 Tasse (ca. 150 ml) siedendem Wasser übergießen, 10 Minuten ziehen lassen und dann durch ein Teesieb filtrieren.
Dosierung: 3mal täglich 1 Tasse angewärmten Tee trinken.
Der Wirkstoffgehalt der Blüten ist geringer als der der Wurzel. Doch sollte die Verwendung von Blüten vorgezogen werden, um den Pflanzenbestand zu erhalten.

**Schwarzer Senf
(Brassica nigra)**

Angewandter Pflanzenteil:
Semen Sinapis – Senfsamen.
Wirksamer Inhaltsstoff:
Das Senfölglykosid Sinigrin liefert durch das ebenfalls in dem Senfsamen vorhandene Enzym Myrosin bei Vorhandensein von Wasser durch enzymatische Spaltung das wirksame Allylsenföl.

Wirkung:
Das Allylsenföl ist ein starkes, örtlich hautreizendes Mittel, wobei – wie bei allen Hautreizmitteln – eine reflektorisch ausgelöste Fernwirkung therapeutisch ausgenutzt werden kann, z.B. Anregung des Atemzentrums, dadurch Verbesserung der Atmung, Verstärkung und Beschleunigung der Herztätigkeit u.a. Es entsteht eine starke lokale Hyperämie. Bei zu langer Einwirkung treten intensive Entzündungserscheinungen mit Blasenbildung und Nekrosen auf (Zerstörung des Gewebes).

Anwendung:
Zur Erzeugung einer starken, lokalen Hyperämie (Blutfülle) bei Bronchopneumonien und Brustfellentzündungen in Form eines sogenannten Senfwickels bzw. Senfkataplasmas. Früher verwendete man das Senfpflaster bei Rheuma, Gicht und Ischias. Als Einreibung dient der Senfspiritus, eine alkoholische Lösung von Allylsenföl in Weingeist.

Zubereitung des Senfwickels:
100 g gepulverten Senfsamen (Senfmehl) mit lauwarmem Wasser (unter 45°C) zu einem dicken Brei anrühren, ½ bis 1 cm dick auf einem Leinentuch verstreichen und zu einem Paket formen. Das auf diese Weise erhaltene Senfkataplasma wird 10 Minuten auf die zu behandelnde Stelle, z.B. auf die Brust, gelegt und mit einem Tuch abgedeckt. Die Einwirkungszeit ist genau einzuhalten. Es kommt sonst zu unerwünschter Blasenbildung. Bei Kindern darf der Senfwickel höchstens 5 Minuten einwirken. Danach wird die behandelte Fläche sorgfältig

mit lauwarmem Wasser gewaschen, getrocknet und gepudert.
Wenn vom Arzt nicht anders verordnet, wird pro Tag nur eine Senfmehlanwendung gemacht.

**Senna
(Cassia
angustifolia
und Cassia senna)**

Angewandte Pflanzenteile:
Folia Sennae – Sennesblätter;
Folliculi Sennae – Sennesfrüchte (Sennesschoten).
Wirksame Inhaltsstoffe:
Sennoside (Anthrachinonderivate), Harze.

Wirkung:
Zuverlässig abführend durch Reizung der Darmschleimhaut. Mittelstarkes Abführmittel. Sennesfrüchte (Sennesschoten) haben eine mildere Abführwirkung.

Anwendungsgebiete:
Verstopfung; alle Erkrankungen, bei denen eine leichte Darmentleerung mit weichem Stuhl erwünscht ist, wie z.B. bei Analfissuren (Afterschrunden), Hämorrhoiden, zur Reinigung des Darms vor Röntgenuntersuchungen sowie vor und nach operativen Eingriffen im Bauchraum.

Dosierungsanleitung und Art der Anwendung:
$\frac{1}{2}$ bis 1 gestrichener Teelöffel Sennesblätter wird mit 1 Tasse (ca. 150 ml) warmem oder heißem Wasser übergossen und nach etwa 10 Minuten Ziehen durch ein Teesieb gegeben.
Besser ist die Herstellung eines Kaltauszuges, da sich beim Kochen aus den Sennesblättern Harze herauslösen, die Krämpfe im Magen-Darm-Bereich auslösen.

Zubereitung des wäßrigen Kaltauszuges:
1 Teelöffel voll geschnittene Sennesblätter wird mit 1 Tasse (ca. 150 ml) Wasser mit Raumtemperatur übergossen. Dann läßt man den Ansatz ca. 12 Stunden unter gelegentlichem Umrühren stehen, gibt es

durch ein Teesieb und trinkt am besten vor dem Schlafengehen 1 Tasse des frisch bereiteten Tees. Die Wirkung tritt dann am Morgen ein.
Die Zubereitung eines Tees aus Sennesfrüchten (Sennesschoten) geschieht in derselben Weise.
Dauer der Anwendung:
Tee aus Sennesblättern soll nur einige Tage eingenommen werden.
Bei längerer Anwendung sollte der Arzt befragt werden.

Gegenanzeigen:
Sennesblätterzubereitungen sind nicht anzuwenden bei Vorliegen von Darmverschluß, während der Schwangerschaft und der Stillzeit.
Nebenwirkungen: Bei bestimmungsgemäßem Gebrauch nicht bekannt.
Wechselwirkung mit anderen Mitteln:
Aufgrund erhöhter Kaliumverluste kann die Wirkung von Herzglykosiden (z.B. Digitalis = Fingerhut) verstärkt werden.

Sonnenhut (Echinacea purpurea und Echinacea angustifolia)

Angewandter Pflanzenteil:
Radix Echinaceae – Sonnenhutwurzel. Verwendet wird auch das Sonnenhutkraut – Herba Echinaceae.
Wirksame Inhaltsstoffe:
Polysaccharide, Echinacosid, das Amid Echinaceïn, Cichoriensäure, ätherisches Öl und Harzstoffe.

Wirkung:
Entzündungshemmend, wundheilend, Steigerung der körpereigenen Abwehrkräfte durch unspezifische Stimulierung des Immunsystems. U.a. wird die Zahl der weißen Blutkörperchen erhöht und die Phagozytoseleistung aktiviert. Infektionskrankheiten treten seltener auf und verlaufen kürzer.

Anwendung:
Zur Prophylaxe und unterstützender Therapie leichter bis mittelschwere grippaler Infekte und anderer allgemeinen und rezidivierenden Infektio-

nen, z.B. bei Atemwegerkrankungen, Harnweg-
und Pilzinfektionen. Lokal als Salbe zur Wundbehandlung bei schlecht heilenden Wunden, Ulcus
cruris (Unterschenkelgeschwür) und Ekzemen.

Nebenwirkungen:
In therapeutischen Dosen keine bekannt.
Teezubereitungen sind nicht üblich. Es sind zahlrei-
che Fertigarzneimittel als Frischpflanzenzuberei-
tungen, auch zur parenteralen Anwendung, im
Handel.

Gegenanzeigen:
Bekannte Allergie gegen Korbblütler. Weitere siehe
Gebrauchsinformation der Fertigarzneimittel.

**Spitzwegerich
(Plantago
lanceolata)**

Angewandter Pflanzenteil:
Herba Plantaginis lanceolatae – Spitzwegerichkraut.

Wirksame Inhaltsstoffe:
Schleim, Kieselsäure und das Glykosid Aucubin.

Wirkung:
Mild auswurffördernd, reizlindernd, entzündungshemmend.

Anwendungsgebiete:
Zur Reizlinderung bei Katarrhen der oberen Luftwege; Entzündungen der Mund- und Rachen-
schleimhaut.

Dosierungsanleitung und Art der Anwendung:
Etwa 2 Teelöffel voll Spitzwegerichkraut werden
mit 1 Tasse (ca. 150 ml) heißem Wasser übergossen
und nach 10 Minuten Ziehen durch ein Teesieb gegeben.
Soweit nicht anders verordnet, wird mehrmals täglich 1 Tasse frisch bereiteter warmer Tee langsam
getrunken. Honigzusatz fördert die schleimlösende
Wirkung.

Angewandter Pflanzenteil:
Herba Violae tricoloris – Feldstiefmütterchenkraut.
Wirksame Inhaltsstoffe:
Saponine; das Glykosid Gaultherin, aus welchem
sich durch enzymatische Spaltung Methylsalicylat
bildet; ferner Flavone.

Wirkung:
Harntreibend und schweißtreibend. Beeinflussung
von einigen Hauterkrankungen.

Anwendung:
Als „Blutreinigungstee". Bei Ekzemen, Akne, Pruri-
tus (Juckreiz der Haut), auch bei rheumatischen
Erkrankungen.

Zubereitung des Tees:
1 Eßlöffel voll geschnittenes Feldstiefmütterchenkraut wird mit 1 Tasse (ca. 150 ml) kochendem
Wasser übergossen. Nach 10 Minuten Ziehenlassen
wird abgeseiht.
Dosierung: 3mal täglich 1 Tasse Tee zu sich nehmen. Als Blutreinigungstee im Frühjahr und Herbst
als Kur.

Stiefmütterchen (Viola tricolor)

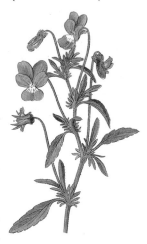

aus: „Unsere Heilpflanzen" von
Flück/Jaspersen, 8. Auflage
1992 erschienen im Ott Verlag
Thun, Schweiz

Angewandter Pflanzenteil:
Radix Liquiritiae – Süßholzwurzel;
Succus Liquiritiae – Süßholzsaft.
Wirksame Inhaltsstoffe:
Glycyrrhizin, geringe Menge Saponine und Fla-
vonglykoside.

Wirkung:
Expektorierend, spasmolytisch, diuretisch, leicht la-
xierend.

Anwendung:
Bei Bronchitiden als schleimlösendes Mittel, hauptsächlich in entsprechenden Teemischungen (Brust-
tee). Gut schleimlösend ist die früher viel verordnete Mixtura solvens (lösende Mixtur), die Süßholzsaft
und Ammoniumchlorid enthält. Die spasmolytische
Wirkung wird bei Blähungen ausgenutzt, während

Süßholz (Glycyrrhiza glabra)

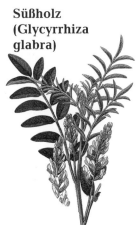

aus: „Unsere Heilpflanzen" von
Flück/Jaspersen, 8. Auflage
1992 erschienen im Ott Verlag
Thun, Schweiz

die stoffwechselanregende Wirkung zur „Blutreinigung" dienen kann.

Interessant und auch therapeutisch ausnutzbar ist die heilende Wirkung von Süßholzinhaltsstoffen bei Gastritis (Magenschleimhautentzündung) und beim Ulcus ventriculi (Magengeschwür). Glycyrrhizin ist 40mal süßer als Rohrzucker. In der Zuckerwarenindustrie wird Süßholzsaft zur Erzeugung von Lakritze („Bärendreck") verwendet.

Dosierungsanleitung und Art der Anwendung:
Etwa 1 Teelöffel voll Süßholzwurzel wird mit 1 Tasse (ca. 150 ml) kochendem Wasser übergossen, weitere 5 Minuten zum Sieden erhitzt und nach Abkühlen durch ein Teesieb gegeben.
Soweit nicht anders verordnet, wird jeweils nach den Mahlzeiten 1 Tasse Teeaufguß getrunken.
Dauer der Anwendung:
Zubereitungen aus Süßholzwurzel sollen in hohen Dosen nicht länger als 4 bis 6 Wochen angewendet werden. Während dieser Zeit sollte auf die Zufuhr einer kaliumreichen Kost (z.B. Bananen, getrocknete Aprikosen) geachtet werden.
Zur Behandlung der Magenschleimhautentzündung bzw. des Magengeschwürs sind standardisierte Fertigpräparate aus der Apotheke besser geeignet.

Gegenanzeigen:
Chronische Leberentzündung, Leberzirrhose, Bluthochdruck sowie Kaliummangel im Blut.
Nebenwirkungen: Bei bestimmungsgemäßem Gebrauch nicht bekannt.
HINWEIS:
Bei längerer Anwendung und höherer Dosierung von Zubereitungen aus Süßholzwurzel kann eine vermehrte Wassereinlagerung mit leichten Schwellungen, besonders im Bereich von Gesicht und Fußgelenken, auftreten.
Die Natriumausscheidung wird vermindert und die Kaliumausscheidung ist erhöht. Eine Erhöhung des Blutdrucks ist ebenfalls möglich.

Wechselwirkungen mit anderen Mitteln:
Bei bestimmungsgemäßem Gebrauch nicht bekannt.

HINWEIS:
Zubereitungen aus Süßholzwurzel sollen bei längerer Anwendung nicht gleichzeitig mit kaliumsparenden Diuretika (= Stoffe, die die Diurese, d.h. die normale oder reduzierte Harnproduktion verstärken), wie z.B. Amilorid, Spironolacton oder Triamteren, gegeben werden.
Aufgrund erhöhter Kaliumverluste kann die Wirkung von Herzglykosiden verstärkt werden.
Durch verminderte Natrium- und Wasserausscheidung kann die Einstellung mit Arzneimitteln gegen Bluthochdruck erschwert werden.

Angewandter Pflanzenteil:
Herba Centaurii – Tausendgüldenkraut.
Wirksame Inhaltsstoffe:
Bitterstoffglykoside; geringe Mengen ätherischen Öls.

**Tausendgülden-kraut
(Centaurium umbellatum)**

Wirkung:
Tausendgüldenkraut ist eine reine Bitterstoffdroge. Ihre wirksamen Inhaltsstoffe regen die Speichelbildung und die Magensaftsekretion und damit den Appetit an. Sie sollen auch gärungswidrig wirken und eine kreislaufwirksame Komponente besitzen. Der Bitterstoffgehalt ist aber nicht so groß wie der des Enzians.

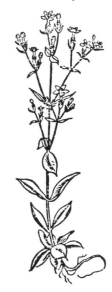

Anwendung:
Bei Magenbeschwerden infolge eines Mangels an Magensaft und bei Gärungsdurchfällen. Durch die Anregung des Appetits und durch die Verbesserung der Verdauungsverhältnisse haben die Bittermittel einen, wenn auch indirekten, roborierenden (kräftigenden) Einfluß auf den gesamten Organismus.

Zubereitung des Tausendgüldenkrauttees:
1–2 Teelöffel voll Tausendgüldenkraut werden mit 1 Tasse (ca. 150 ml) siedendem Wasser übergossen

aus: „Heilpflanzen-Anbau"
Kytta-Werk Sauter GmbH,
Alpirsbach

und nach 15 Minuten Ziehen durch ein Teesieb gegeben.

Man trinkt, wenn vom Arzt nicht anders verordnet, eine Tasse frisch bereiteten Teeaufguß nur mäßig warm ½ Stunde vor den Mahlzeiten.

Gegenanzeigen:
Magen- und Darmgeschwüre.

**Thymian
(Thymus vulgaris)**

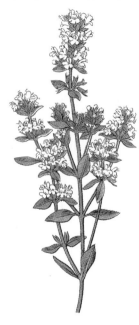

aus: „Unsere Heilpflanzen" von Flück/Jaspersen, 8. Auflage 1992 erschienen im Ott Verlag Thun, Schweiz

Angewandter Pflanzenteil:
Herba Thymi – Thymiankraut.
Wirksame Inhaltsstoffe:
Hauptwirkstoff: Ätherisches Öl in allen Organen.
Nebenwirkstoffe: Gerbstoffe und Bitterstoffe.

Wirkung:
Expektorierend, leicht spasmolytisch. Der Hauptwirkstoff des Thymianöls ist das Thymol, welches ein starkes, besonders gegen Eitererreger wirksames Antiseptikum (Mittel gegen Wundinfektionen) ist. Innerlich wirkt Thymol bei bestimmten Wurmarten als Anthelminthikum (Mittel gegen Würmer). Thymianöl wird teilweise durch die Lungen ausgeschieden.

Anwendung:
Bei Bronchitiden als sekretolytisches (schleimlösendes) und spasmolytisches (krampflösendes) Mittel. Die spasmolytische Wirkung tritt auch im Magen-Darm-Bereich auf und begründet die Anwendung als Carminativum (entblähendes Mittel). Der Bitterstoffgehalt regt die Verdauungstätigkeit an. Thymol wird zusammen mit anderen entzündungshemmend wirkenden Arzneistoffen wie Menthol, Myrrhe, Rathanhia, Salbeiauszüge u. a. bei Entzündungen verschiedener Art im Mund- und Rachenraum zum Gurgeln bzw. Spülen verwendet. In der Volksmedizin werden Thymianbäder zur „Nervenstärkung" empfohlen.

Zubereitung des Thymiantees:
1 Teelöffel voll Thymiankraut wird mit 1 Tasse (ca. 150 ml) heißem Wasser übergossen, zugedeckt und

nach etwa 10 Minuten Ziehen durch ein Teesieb gegeben.

Dosierung:
Bei Katarrhen der oberen Luftwege sowie bei Anzeichen von Bronchitis wird mehrmals täglich eine Tasse frisch bereiteter Tee getrunken. Honigzusatz fördert die Schleimlösung.
Bei der Anwendung als Magen-Darm-Mittel entfällt der Honigzusatz.

Herstellung des Thymianbades:
Man übergießt 100 g geschnittenes Thymiankraut mit 1 l siedendem Wasser, läßt 20 Minuten zugedeckt ziehen und setzt nach dem Kolieren (Abseihen) den erhaltenen Auszug dem Vollbad zu.

Tormentill
Blutwurz
(Potentilla erecta)

Angewandter Pflanzenteil:
Rhizoma Tormentillae – Tormentillwurzelstock.
Wirksame Inhaltsstoffe:
Gerbstoffe, z.B. Tormentillgerbsäure, Tormentillrot, und ein Glykosid, Tormentillin.

Wirkung:
Stark adstringierend (zusammenziehend).

Anwendung:
Für die meisten Gerbstoffdrogen kommen zwei Anwendungsbereiche in Frage.
Innerlich: Als Antidiarrhoicum (Mittel gegen Durchfall) und bei Dyspepsien (Verdauungsstörungen).
Äußerlich: Als Pinselung, Spülung oder Gurgelmittel bei nichtbakteriellen Entzündungen im Mund- und Rachenraum. Zur Behandlung von Prothesendruckstellen.
Zu Spülungen der untersten Darmabschnitte bei Hämorrhoiden und Analfissuren.

Dosierungsanleitung und Art der Anwendung:
Etwa 1 Teelöffel voll Tormentillwurzelstock wird mit 1 Tasse (ca. 150 ml) kochendem Wasser übergossen, etwa 10 Minuten im Sieden gehalten und noch warm durch ein Teesieb gegeben.

Bei Durchfallerkrankungen wird 2- bis 3mal täglich 1 Tasse frisch bereiteter Teeaufguß zwischen den Mahlzeiten getrunken.

Bei Schleimhautentzündungen im Mund- und Rachenraum wird mehrmals täglich mit dem lauwarmen Teeaufguß gespült oder gegurgelt.

Dauer der Anwendung:
Die Anwendung sollte auf 3–4 Tage beschränkt werden. Sollten die Durchfälle länger anhalten, ist ein Arzt aufzusuchen.

Nebenwirkungen:
Bei empfindlichen Patienten können nach Einnahme von Zubereitungen aus Tormentillwurzelstock gelegentlich Magenreizungen und Erbrechen auftreten.

Wacholder (Juniperus communis)

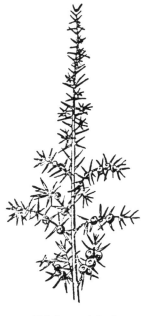

Angewandter Pflanzenteil:
Fructus Juniperi – Wacholderbeeren.

Wirksame Inhaltsstoffe:
Ätherisches Öl, Invertzucker, Harz.

Wirkung:
Wacholderbeeren wirken diuretisch.
Der Angriffspunkt liegt im Nierengewebe. Das Wacholderöl ist also ein Nierenreizmittel.
Wacholderbeeren wirken aber auch blähungstreibend. Äußerlich angewandt wirkt Wacholderöl hyperämisierend.

Anwendung:
Als wassertreibendes Mittel. Bei der Anwendung von Wacholderbeeren ist bei Nierenkranken Vorsicht geboten, weil dann bereits nach Einnahme therapeutischer Dosen eine Nierenschädigung auftreten kann. Aber auch Nierengesunde sollten wegen der Nierenreizung nicht über sehr lange Zeit mit Wacholderöl oder Wacholderbeeren behandelt werden.
Wacholderbeeren kommen hauptsächlich als Bestandteil von wassertreibenden Tees, z.B. in Mischung mit Liebstöckelwurzel, Hauhechelwurzel und Süßholzwurzel zu gleichen Teilen zur Anwendung.

aus: „Heilpflanzen-Anbau"
Kytta-Werk Sauter GmbH,
Alpirsbach

64

Weitere Anwendungsgebiete sind Verdauungsbeschwerden, wie z.B. Aufstoßen und Völlegefühl.
In Form von Wacholderspiritus wird die hyperämisierende Wirkung des Wacholderöls bei Erkrankungen des rheumatischen Formenkreises eingesetzt.
Wacholderextrakt findet als Badezusatz zur Anregung des Stoffwechsels Verwendung.

Der wäßrige Auszug der Teemischung wird folgendermaßen hergestellt:
1 Teelöffel voll der Teemischung wird mit 1 Tasse (ca. 150 ml) siedendem Wasser übergossen, 10 Minuten ziehen lassen und nach dem Erkalten abseihen.
Dosierung: 2mal täglich 1 Tasse trinken.
Dosierungsanleitung und Art der Anwendung des Teeaufgusses aus Wacholderbeeren:
Etwa 1 Teelöffel voll (2–3 g) Wacholderbeeren wird in einem Mörser mit Hilfe eines Pistills zerquetscht, mit 1 Tasse (ca. 150 ml) heißem Wasser übergossen, zugedeckt und nach 10 Minuten Ziehen durch ein Teesieb gegeben.
Wenn nicht anders verordnet, wird 3- bis 4mal täglich 1 Tasse Tee getrunken.
Dauer der Anwendung:
Tee aus Wacholderbeeren soll ohne Rücksprache mit dem Arzt nicht länger als 4 Wochen angewendet werden.

Nebenwirkungen:
Bei langdauernder Anwendung oder bei Überdosierung können Nierenschäden auftreten. Diese zeigen sich in Form von Schmerzen in der Nierengegend mit erhöhtem Harndrang, Schmerzen beim Wasserlassen sowie Ausscheiden von Blut und Eiweiß mit dem Urin.
Gegenanzeigen:
Wacholderbeerzubereitungen sollen während der Schwangerschaft und bei Entzündungen im Nierenbereich nicht angewendet werden.

Weißdorn (Crataegus oxyacantha)

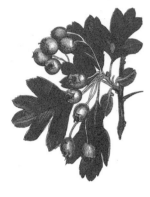

aus: „Unsere Heilpflanzen" von Flück/Jaspersen, 8. Auflage 1992 erschienen im Ott Verlag Thun, Schweiz

Angewandter Pflanzenteil:
Folia Crataegi cum floribus – Weißdornblätter mit Blüten,
Fructus Crataegi – Weißdornfrüchte.
Wirksame Inhaltsstoffe:
Verbindungen der Stoffgruppen der Flavon-Flavan-Reihe.

Wirkung:
Verbesserung der Durchblutung der Herzkranzgefäße durch Gefäßerweiterung.

Anwendung:
Das Hauptindikationsgebiet der Weißdornwirkstoffe ist das sogenannte Altersherz (nachlassende Leistungsfähigkeit des Herzens). Aber auch leichte Grade von Koronarinsuffizienz und Herzschwächen nach Infektionen sind Anwendungsgebiete. Ebenso sinnvoll scheint der Einsatz von Weißdornauszügen zur Vorbeugung von beginnenden Herzbeschwerden durch Abnutzungserscheinungen und Überforderung zu sein.
Zur Nachbehandlung des Herzinfarktes sind Weißdornwirkstoffe ein wichtiges Arzneimittel, weil sie die Durchblutung der Herzkranzgefäße steigern.
Man kann selbst einen Weißdorntee bereiten. Sicherer ist aber die Anwendung eines standardisierten Fertigpräparates.

Zubereitung des Weißdorntees:
1 Teelöffel voll Weißdornblätter mit Blüten wird mit 1 Tasse (ca. 150 ml) heißem Wasser übergossen und nach etwa 20 Minuten Ziehen durch ein Teesieb gegeben.
Dosierung:
Wenn nicht anders verordnet, wird 2- bis 3mal täglich 1 Tasse frisch bereiteter Tee getrunken.

Angewandter Pflanzenteil:
Herba Absinthii – Wermutkraut.
Wirksame Inhaltsstoffe:
Ätherisches Öl, Bitterstoffe (Absinthin), Gerbstoffe.

Wermut (Artemisia absinthium)

Wirkung:
Die Bitterstoffe fördern die Magensaftsekretion, während das ätherische Öl spasmolytisch, desinfizierend und antihidrotisch (schweißhemmend), also ähnlich wie Salbeiöl wirkt. Eine choleretische (Gallenabsonderung anregende) Wirkung wird ihm zugeschrieben.

Anwendung:
Appetitanregend bei „verdorbenem" Magen. Zur Anregung der Verdauungstätigkeit. Bei verschiedenen Gallenbeschwerden.

Dosierungsanleitung und Art der Anwendung:
Ein halber Teelöffel voll Wermutkraut wird mit 1 Tasse (ca. 150 ml) heißem Wasser übergossen, zugedeckt und nach 10 Minuten Ziehen durch ein Teesieb gegeben.
Wenn nicht anders verordnet, wird mehrmals täglich 1 Tasse frisch bereiteter Tee eine halbe Stunde vor den Mahlzeiten getrunken.
Nebenwirkungen: Bei bestimmungsgemäßer Anwendung nicht bekannt.

HINWEIS:
In hohen Dosen eingenommen, können Zubereitungen aus Wermutkraut Vergiftungen hervorrufen mit Erbrechen, starken Durchfällen, Harnverhaltung, Benommenheit und Krämpfen.

Gegenanzeigen: Magen- und Darmgeschwüre.

Zwiebel
(Allium cepa)

Angewandter Pflanzenteil:
Bulbus Allii cepae – Küchenzwiebel.
Wirksame Inhaltsstoffe:
Alliin, Allicin, Polysulfide, Propanthialoxid als tränenerzeugendes Prinzip, Flavonoide, Vitamine.

Wirkung:
Die Küchenzwiebel hat ähnliche Wirkung wie die des Knoblauchs (s. S. 37), insbesondere expektorierende, antibakterielle und entzündungshemmende Effekte. Erwähnenswert sind auch appetitsteigernde, verdauungsfördernde, wassertreibende und wundheilende Wirkungen.

Anwendung:
Volksmedizinische Anwendung des frischen Saftes, frischer oder gebratener Zwiebelscheiben bei Erfrierungen, Frostbeulen, Entzündungen, Insektenstichen und Schwellungen. Zwiebel-Sirup zum Einnehmen kann bei Erkältungskrankheiten, besonders bei Husten (fördert den Schleimauswurf) eingesetzt werden. Eine Salbe zur Behandlung von Narben enthält Zwiebelextrakt, Heparin und Allantoin.

Nebenwirkungen:
In therapeutischen Dosen sind keine Nebenwirkungen bekannt. In hohen Dosen sind Magenreizungen möglich.

Wiederholungsfragen ?

1. Welche Wirkung haben Kamillenblüten?
   Für welche Zwecke können Kamillenblüten-Auszüge eingesetzt werden?
2. Nennen Sie einige Anwendungsbereiche der Pfefferminzblätterauszüge bzw. deren Inhaltsstoffe!
   Äußerlich, innerlich.
3. In welchen Formen kann Leinsamen eingenommen werden?
   Für welche Zwecke kann Leinsamen Einsatz finden?
4. Nennen Sie die Wirkung des Holundertees!
5. Welche Anwendungsgebiete kennen Sie für Arnika-Auszüge?
6. Warum sind Wirkstoffe aus Rosmarinblättern besonders im Alter angezeigt?
   Nennen Sie einige Anwendungsmöglichkeiten!
7. Welche Wirkung hat das Johanniskraut?
8. Warum sind Weißdornzubereitungen in der Altersmedizin interessant?
9. Nennen Sie die Wirkung der Lindenblüten-Auszüge!
10. Bei welchem Vitaminmangel finden Zubereitungen aus Sanddornbeeren Anwendung?
11. Bei welchen Erkrankungen können Wacholderzubereitungen eingesetzt werden?
12. Welche Wirkungen haben Inhaltsstoffe des Schwarzen Senfs?
13. Nennen Sie einige Anwendungsgebiete für Salbei-Auszüge!
14. Wie bereitet man Fencheltee zu?
15. Zählen Sie einige bitterstoffhaltige Drogen auf, welche die Magensaftsekretion anregen!
16. Welche Drogen wirken schleimlösend bei Bronchitiden?
17. Nennen Sie einige Beispiele für Drogen, die beruhigend wirken!
18. Aufgrund von welchem Inhaltsstoff wirken Anis, Fenchel und Kümmel gegen Blähungen und Krämpfe im Magen-Darm-Bereich?
19. Welche Drogen benützt die Volksmedizin zur sogenannten „Blutreinigung"?
20. Bei welcher Erkrankung können getrocknete Heidelbeeren und Blutwurzauszüge gute Dienste tun?

Das Tierreich

Früher wurden zahlreiche tierische Drogen als Arzneimittel eingesetzt. Es handelte sich hierbei um ganze Tiere oder um Tierteile, die heute, abgesehen von einigen Ausnahmen, sehr an Bedeutung verloren haben. Sehr wichtig sind aber als Arzneimittel immer noch zahlreiche Tierprodukte.

Ganze Tiere Hirudines – Blutegel.

Tierteile Catgut – Dünndarm von Schafen.

Tierische Organe dienen vielfach zur Gewinnung von Fermenten und Hormonen, z.B. wird aus der Bauchspeicheldrüse (Pankreas) Insulin gewonnen.

Tierprodukte Apisinum – Bienengift, Cera – Wachs, Gelatina – Leimsubstanz der Knochen, Mel – Honig (Lebensmittel), Pepsin – eiweißspaltendes Ferment aus Tiermägen (Schweine, Kälber).

Tierfette: Adeps Lanae – Wollwachs; Oleum Jecoris – Lebertran; Adeps suillus – Schweinefett.

Das Mineralreich (chemischer Bereich)

Unter Mineralien versteht man alle in der Natur vorkommenden festen Elemente und festen chemischen Verbindungen. Man kennt heute ungefähr 2000 verschiedene Mineralien (z.B. Eisen [Fe] als Metall; Kalziumkarbonat als Kalk).
Früher wurden sehr viele Mineralien als Arzneimittel verwendet.
Heute kommen nur noch wenige Mineralien direkt als Arzneimittel zur Anwendung. Nach wie vor dienen aber die Mineralien als Ausgangsstoffe für die Gewinnung von zahlreichen chemischen Verbindungen. Die Mineralien werden von den Begleitstoffen des natürlichen Vorkommens befreit und in reiner Form medizinisch angewendet. Durch chemische Umsetzung (Zerlegung oder Aufbau) der Mineralien oder der aus Mineralien abgeleiteten

Ausgangsstoffe

Verbindungen erhält man neue Stoffe, die wiederum als Arzneimittel Verwendung finden können.

Man nennt die Wissenschaft, die sich mit der Lehre von den Stoffen, d.h. mit der Zerlegung (Analyse) der Stoffe in Bestandteile (Grundstoffe, Elemente) oder mit dem Aufbau (Synthese) von chemischen Verbindungen befaßt, die Chemie. Dabei wird zwischen der sogenannten „anorganischen Chemie" und „organischen Chemie" unterschieden. **Chemie**

Die kleinsten Teilchen chemischer Verbindungen heißen Moleküle. **Moleküle**

Diese sind wiederum aufgebaut aus Atomen gleicher oder verschiedener Art, welche die kleinsten Teilchen der chemischen Elemente bzw. chemischen Grundstoffe darstellen. Die Atome sind mit chemischen Mitteln nicht mehr teilbar. Zur Erkennung der Zusammensetzung eines Stoffes wird in der Chemie eine abgekürzte Schreibweise benutzt, und zwar werden die Anfangsbuchstaben der lateinischen oder griechischen Bezeichnung der Elemente (Atome) herangezogen. **Atome**

Es sind heute 107 Elemente bekannt. **Elemente**

Im Bereich der Arzneistoffe, aber auch als Ursache von Vergiftungen kommen hauptsächlich chemische Verbindungen folgender Elemente vor:

Metalle: Aluminium – Al, Barium – Ba, Blei – Pb, Chrom – Cr, Eisen – Fe, Kalium – K, Kalzium – Ca, Lithium – Li, Magnesium – Mg, Mangan – Mn, Natrium – Na, Quecksilber – Hg, Silber – Ag, Wismut – Bi, Zink – Zn. **Metalle**

Nichtmetalle: Arsen – As, Bor – B, Brom – Br, Chlor – Cl, Fluor –F, Jod – J, Kohlenstoff – C, Phosphor – P, Sauerstoff – O, Schwefel – S, Silizium – Si, Stickstoff – N, Wasserstoff – H. **Nichtmetalle**

Bausteine des menschlichen Organismus sind: C, Ca, Cl, F, Fe, H, J, K, Mg, N, Na, O, P, S.

Für den richtigen Ablauf der Stoffwechselvorgänge sind aber auch die sogenannten Spurenelemente, wie z.B. B, Mn und Co von Bedeutung. Die Baustei- **Spurenelemente** ne und Spurenelemente nimmt der Organismus mit der Nahrung auf. Im Krankheitsfalle werden sie in Form von Medikamenten zugeführt.

Chemische Verbindungen

Die Vereinigung verschiedenartiger Atome bzw. das Einwirken der Stoffe aufeinander führt zu chemischen Verbindungen. Der Chemiker sagt: „Es läuft eine chemische Reaktion ab." Dabei findet nicht nur ein Stoffaustausch, sondern auch ein Energieaustausch statt.

Chemische Reaktionen

Chemische Reaktionen lassen sich durch chemische Gleichungen formulieren, z.B. $S + O_2 = SO_2$.

Anorganische Verbindungen

Wichtige chemische Verbindungen sind: Oxide, Hydroxide, Säuren und Salze.

Oxidation

Verbindungen der Elemente mit Sauerstoff heißen Oxide, z.B. CaO – Calciumoxid. Den Vorgang der Vereinigung bezeichnet man als Oxidation. Sie geht unter Energieabgabe vor sich. Eine Oxidation, die besonders rasch verläuft und bei der viel Wärme und Licht frei wird, bezeichnet man als Verbrennung. Plötzlich verlaufende Verbrennungen nennt man Explosionen.

Auch im menschlichen Organismus laufen Oxidationsvorgänge ab. Unser Körper erzeugt durch Oxidation von Nährstoffen seine Energie.

Reduktion

Der umgekehrte Vorgang, d.h. der Entzug von Sauerstoff, wird als Reduktion bezeichnet.

Oxidation und Reduktion haben in der Chemie und im Organismus große Bedeutung.

Hydroxide

Die Oxide einiger Metalle bilden mit Wasser Hydroxide (Basen, Laugen), z.B. verbindet sich

$$CaO \quad + \quad H_2O \quad \rightarrow \quad Ca(OH)_2;$$
Calciumoxid + Wasser → Calciumhydroxid
(Kalkwasser).

Laugen

Hydroxide, die in Wasser löslich sind, bezeichnet man als Laugen. Sie greifen die Haut und auch andere Stoffe an. Auch fühlen sie sich schleimig an. Mit ihnen ist vorsichtig umzugehen, weil sie vor allem in höherer Konzentration schwere Verätzungen verursachen können.

Chemisch gesehen ist für die Hydroxide die OH-Gruppe charakteristisch. Auf sie ist die basische = alkalische Reaktion zurückzuführen.

Verbinden sich Oxide der Nichtmetalle mit Wasser, so entstehen Säuren, z.B.

Säuren

$$SO_2 \;+\; H_2O \;\rightarrow\; H_2SO_3;$$
Schwefeldioxid + Wasser → schweflige Säure.

Das Charakteristikum einer Säure ist aber nicht der Sauerstoff, sondern der Wasserstoff. Er verleiht ihr die saure Reaktion. Es gibt aber auch sauerstofffreie Säuren, z.B. Salzsäure (HCl). Alle Säuren greifen Metalle, Textilien und Haut an. Sie verursachen besonders in höherer Konzentration schwere Verätzungen auf der Haut. Mit ihnen ist, wie mit den Laugen, vorsichtig umzugehen.

Wenn Säuren und Basen miteinander reagieren, entstehen Salze, z.B.

Salze

$$NaOH \;+\; HCl \;\rightarrow\; NaCl \;+\; H_2O$$
Natriumhydroxid + Salzsäure → Kochsalz + Wasser.

Dabei läuft der Vorgang der Neutralisation ab, wenn äquivalente Mengen der beiden Reaktionspartner vorliegen. Eine andere Möglichkeit der Salzbildung ist die Einwirkung einer Säure auf ein Metall, z.B.

Neutralisation

$$Fe \;+\; H_2SO_4 \;\rightarrow\; FeSO_4 \;+\; H_2$$
Eisen + Schwefelsäure → Eisensulfat + Wasserstoff.

Viele Salze haben als Arzneimittel große Bedeutung. Sie sind in der Apotheke vorrätig. Salze können als Pulver oder Kristalle vorkommen. Auch wenn sie trocken sind, können sie Wasser enthalten. Man bezeichnet dieses Wasser als Kristallwasser, z.B. $Na_2CO_3 \cdot 10\,H_2O$ = Kristallsoda. Von manchen Salzen gibt es verschiedene Sorten hinsichtlich des Kristallwassergehaltes, was bei der Verwendung in bestimmten Fällen zu beachten ist. Wenn Kristallwasser an der Luft verdunstet, so bezeichnet man diesen Vorgang als „verwittern", z.B. geschieht das beim Karlsbader Salz. Behältnisse solcher Salze sind daher gut zu verschließen. Einige Salze sind hygroskopisch, d.h., sie ziehen Wasser an, werden

Salze als Arzneimittel

feucht oder zerlaufen sogar. Behältnisse dieser Salze, z.B. Kalziumchlorid, sind ebenfalls gut zu verschließen. Beispiele für Salze, die als Arzneimittel verwendet werden:
Bariumsulfat (BaSO$_4$), Calciumcarbonat, Kalk (Ca CO$_3$), Eisensulfat (FeSO$_4$), Kaliumchlorid (KCl), Magnesiumsulfat, Bittersalz (MgSO$_4$), Natriumchlorid, Kochsalz (NaCl), Natriumbikarbonat, Natriumhydrogenkarbonat, Natron (NaHCO$_3$), Natriumsulfat, Glaubersalz (Na$_2$SO$_4$), Silbernitrat, Höllenstein (AgNO$_3$) u. a.

Indikatoren

Indikatoren (Anzeiger) sind chemische Verbindungen, mit deren Hilfe die saure, alkalische oder auch neutrale Reaktion einer Flüssigkeit festgestellt werden kann. Früher wurden vor allem Lackmus- und Kongopapier dazu verwendet. Rotes Lackmuspapier wird durch Einwirkung von Basen blau, blaues wird durch Säuren rot. Rotes Kongopapier wird durch freie Magensalzsäure blau gefärbt. Heute

Indikatorpapiere

benutzt man sogenannte Indikatorpapiere, mit deren Hilfe genauere Bestimmungen möglich sind. Die genaueste Bestimmung dieser Art, die sogenannte pH-Messung, wird heute mit entsprechenden Geräten auf physikalisch-chemischem Weg durchgeführt.

Teststäbchen

Durch die Schaffung von „Teststäbchen" ist es heute möglich, nicht nur pH-Messungen auszuführen, sondern sogar auf das Vorhandensein von pathologischen chemischen Verbindungen in Körperflüssigkeiten oder Körperausscheidungen, z.B. Zucker

Traubenzucker

(Traubenzucker) im Urin, auf einfache und schnelle Art schon am Krankenbett oder in der ärztlichen Sprechstunde zu prüfen. Farbvergleiche erlauben sogar zum Teil halbquantitative Bestimmungen.

Organische Verbindungen

Die organische Chemie bezeichnet man auch als Chemie der Kohlenstoffverbindungen, weil der Kohlenstoff wichtigstes Aufbauelement der organischen Verbindungen ist.
Am Aufbau sind noch beteiligt: H, O, auch S, P und N. Die organischen Verbindungen verkohlen beim Erhitzen unter Luftabschluß.

Einige Stoffgruppen aus dem Bereich der organischen Chemie haben als Arzneimittel oder als Hilfsstoffe Bedeutung:

Ether (Äther) – Oxidationsprodukte von Kohlenwasserstoffen, z.B. Narkose-Ether (Narkoseäther).

Alkohole – Oxidationsprodukte von Kohlenwasserstoffen, z.B. Ethylalkohol (Äthylalkohol), Isopropylalkohol u.a.

Eiweiße – Aufbauelemente sind C, O, H, N. Beteiligt sind auch P und S. Die Körpersubstanz besteht aus Eiweißen. Ihre Spaltprodukte heißen Aminosäuren.

Fermente (Enzyme) – komplizierte Eiweißverbindungen; unentbehrlich für die richtige Funktion des Stoffwechsels, z.B. Pepsin im Magen.

Fette (fette Öle) – chemische Verbindungen zwischen Fettsäuren und Glyzerin, Gewinnung aus Pflanzen- und Tierteilen, z.B. Olivenöl und Schmalz, auch wichtig als Lebensmittel, arzneilich für Salben.

Fette, mineralische – Nebenprodukte bei der Erdöldestillation, z.B. Paraffinöl, Vaseline.

Kohlenhydrate – Pflanzenprodukte, z.B. Zucker, Stärke; Grundstoffe für die Ernährung. Arzneilich für Infusionen.

Kohlenwasserstoffe – einfachste organische Verbindungen. Sie bestehen nur aus C und H und kommen hauptsächlich im Erdöl vor. Das Wundbenzin sowie Vaseline sind solche Kohlenwasserstoffe.

Kunststoffe – Herstellung aus Teerprodukten, Erdöl, Erdgas, Milchkasein, Harnstoff u.a.

Durch ihre gute plastische Formbarkeit und ihre vielen anderen günstigen Eigenschaften sind sie in unserem modernen Leben zu unentbehrlichen Hilfsmitteln geworden. Im Bereich der Medizin werden sie zur Herstellung von Gefäßen, Infusionsgeräten und Infusionsbeuteln, Injektionsspritzen, Kathetern, Schläuchen, chirurgischem Nahtmaterial u.a. verwendet.

Öle, ätherische – aus vielen Pflanzen gewonnene, stark riechende ölartige Flüssigkeiten verschiedener chemischer Zusammensetzung, die leicht ver-

Stoffgruppen

dunsten. Darunter angenehme Duftstoffe, z.B. Lavendel- und Rosenöl, zu Einreibungen und Inhalationen, z.B. Eukalyptusöl und Kamillenöl.

Seifen – Gewinnung aus Fetten oder fetten Ölen durch Erhitzen mit Laugen. Als Nebenprodukt wird Glyzerin gewonnen. Natronseifen sind fest, während Kaliseifen weich sind. Medizinische Seifen haben einen Zusatz von arzneilich wirksamen Stoffen. Für hautempfindliche Patienten sollte alkaliarme Seife verwendet werden. Seifen werden arzneilich zum Erweichen und zur Herstellung von Klistieren eingesetzt.

Zur Reinigung von mit Körperflüssigkeiten beschmutzten Glasgeräten werden Spezialpräparate benutzt, die Phosphate, organische Netzmittel und sauerstoffabspaltende Verbindungen enthalten.

Wiederholungsfragen ?

1. Nennen Sie die Herkunft der Arzneimittel!
2. Welche Drogen bzw. Medikamente kennen Sie aus dem Pflanzenreich?
3. Welche Arzneimittel kommen aus dem Tierreich?
4. Nennen Sie einige Arzneimittel aus dem Mineral-/chemischen Bereich!
5. Welche chemischen Elemente kennen Sie?
6. Welcher Unterschied besteht zwischen Atomen und Molekülen?
7. Nennen Sie einige Bausteine (Elemente) des menschlichen Organismus!
8. In welche zwei große Gruppen werden die Elemente eingeteilt?
9. Nennen Sie ein Beispiel für eine chemische Reaktion!
10. Wie heißen die chemischen Verbindungen, die entstehen, wenn ein chemisches Element sich mit Sauerstoff verbindet?
11. Welcher Unterschied besteht zwischen einem Hydroxid und einer Lauge?
12. Wie können Säuren entstehen?
13. Was ist beim Umgang mit Säuren und Laugen zu beachten?
14. Auf welchem chemischen Weg können sich Salze bilden?
15. Was sind Indikatoren? Kennen Sie ein Beispiel aus der Praxis zum Nachweis einer chemischen Verbindung (Stoffes) mit Hilfe eines Indikators?
16. Welches chemische Element spielt in der organischen Chemie die Hauptrolle?
17. Nennen Sie einige Beispiele (Stoffe) aus dem Bereich der organischen Chemie, die als Arzneimittel eine Bedeutung haben!
18. Kennen Sie den Unterschied zwischen einem fetten und einem ätherischen Öl?
19. Woraus kann man Seifen herstellen?
20. Woraus gewinnt man Wundbenzin, Paraffinöl und Vaseline?

II. Arzneiformen von A bis Z

„Der Wirkstoff (Arzneistoff) ist noch nicht das Medikament."

Die aus der belebten oder unbelebten Natur entnommenen oder von der pharmazeutisch-chemischen Industrie synthetisch hergestellten Arzneistoffe können dem Menschen in den meisten Fällen nicht ohne weitere, vielfach umfangreiche Bearbeitung zugeführt werden, d.h., sie müssen in eine dem Anwendungszweck geeignete Arzneiform gebracht werden. **Arzneiform**

Eine Tablette z.B. besteht im allgemeinen nicht nur aus dem Wirkstoff, sondern setzt sich aus vielen Bestandteilen zusammen, die in verschiedenen Arbeitsvorgängen gemischt und miteinander verarbeitet werden. Mit Hilfe des Wirkstoffes und den sogenannten Hilfsstoffen kommt es zur Formulierungsfindung. Mit dieser Aufgabe beschäftigt sich die sogenannte „Galenik". Anschließend kommt es **Galenik** über meist sehr aufwendige Verfahren zur Herstellung des Medikaments.

Zentralapotheke der Städt. Krankenanstalten
Villingen-Schwenningen

Patient M. M.

Cod. phosphor. 0.02, Paracetamol. 1.0,
Mass. suppositor. q.s.
M. f. suppositorium, D. tal. dos. Nr. X
S. Bei Schmerzen bis zu 3× tgl.
1 Zäpfchen einführen

10. 10. 1987

Abb. 1: Etikett einer in der Apotheke hergestellten Rezeptur (Zäpfchen gegen Schmerzen)

Arzneiform beeinflussende Faktoren

Die Art der Arzneiform ist von einigen Faktoren abhängig, zum Beispiel die Haltbarkeit, die chemischen und physikalischen Eigenschaften der Arzneistoffe, ihre verschiedenen therapeutischen Verwendungszwecke, Resorption, Wirkung und Verträglichkeit im Organismus. Nicht zuletzt spielt heute bei der Schaffung der Arzneiform die möglichst leichte technische Anwendungsmöglichkeit eine Rolle.

Zubereitung

Die Zubereitung der Arzneimittel ist Aufgabe des Apothekers. Weder der Arzt noch die Schwester dürfen Arzneimittel selbst bereiten.

Apotheke

Die Einrichtung, die den Verbraucher (Patient, Arzt, Krankenhaus) mit Arzneimitteln versorgt, ist die Apotheke. Der Apotheker stellt auf Grund eines ärztlichen Rezeptes eine Arznei her. Diesen Vorgang bezeichnet man als Rezeptur. Die Anfertigung größerer Arzneimittelmengen in der Apotheke

Rezeptur

① Name und Anschrift des pharmazeutischen Unternehmers
② Bezeichnung des Arzneimittels
③ Zulassungs-Nr.
④ Chargenbezeichnung
⑤ Darreichungsform
⑥ Inhalt nach Gewicht
⑦ Art der Anwendung
⑧ Wirksame Bestandteile nach Art und Menge
⑨ Verfalldatum
⑩ Aufschrift „Apothekenpflichtig"
⑪ Lagerhinweis

Abb. 2: Beispiel für ein Fertigarzneimittel mit den vorgeschriebenen Angaben auf der Packung. Die Kennzeichnung kann auf allen Seiten der Packung verteilt sein.
(Alle Angaben beziehen sich auf ein nicht im Handel befindliches Präparat).

nennt man Defektur. Rezepturmäßig bereitete Arzneien werden mit einem Etikett versehen, auf welchem u.a. auch wichtige Hinweise für den Patienten aufgeführt sind, wie z.B. die Art der Anwendung bzw. die Gebrauchsanweisung, Lagerungshinweise, Hinweis auf beschränkte Haltbarkeit; gegebenenfalls Gefahrensymbol mit Gefahrenbezeichnung nach der Gefahrstoffverordnung und Alkoholwarnhinweis. **Etikett**

Seit etwa fünfzig Jahren hat sich jedoch der Großteil der Herstellung von Arzneimitteln zur pharmazeutischen Industrie verlagert.

An der äußeren Aufmachung der aus der Apotheke gelieferten Arzneimittel kann zum Beispiel der/die Altenpfleger(in) erkennen, ob ein Präparat in der Apotheke hergestellt worden ist oder von der pharmazeutischen Industrie stammt. Die Industriepräparate werden als „Fertigarzneimittel" bezeichnet und kommen in ganz bestimmter Zusammensetzung und Aufmachung in den Handel. **Fertigarzneimittel**

Der Apotheker ist verpflichtet, genau das vom Arzt verschriebene Medikament abzugeben, es sei denn, daß der Arzt zur Verschreibung (Rezept) die Bezeichnung „aut simile" hinzufügt. Diese lateinische Bezeichnung bedeutet, daß der Apotheker auch ein ähnlich wirkendes Arzneimittel ausliefern darf. Mit der Bezeichnung „aut idem" auf dem Rezept neben dem Präparatenamen gibt der Arzt dem Apotheker die Möglichkeit, ein preisgünstigeres, wirkstoffgleiches Arzneimittel anstelle des verordneten Mittels abzugeben. **Aut simile**

Aut idem

Wenn die Bezeichnung eines Fertigarzneimittels den Schutz des Warenzeichenrechtes hat, ist der Name des Präparates mit ® gekennzeichnet. Die Fertigarzneimittel kommen in verschiedenen Packungsgrößen in den Handel: Originalpackung (OP); die kleinste Originalpackung wird auch als Kleinpackung (KP) bezeichnet. Großpackungen nennt man Anstaltspackungen (AP). Siehe auch Normpackungsgrößen S. 198. **Warenzeichenrecht**

Packungsgrößen

**Gebrauchs-
information**

Rote Liste

Die pharmazeutische Industrie informiert den Arzt und die Patienten über das vorliegende Fertigarzneimittel mit Hilfe der beiliegenden „Gebrauchsinformation" (Prospekt, Beipackzettel). Dem Arzt steht außerdem ein besonderes Fertigarzneimittel-Verzeichnis, die sogenannte „Rote Liste" zur weiteren eingehenderen Information zur Verfügung.

Die genaue Kennzeichnung der Fertigarzneimittel ist im Arzneimittelgesetz verbindlich vorgeschrieben.

Zulassung

Die Präparate der pharmazeutischen Industrie müssen vom Bundesgesundheitsamt zugelassen werden, nachdem zuvor der Nachweis umfangreicher Prüfungen verschiedener Art erbracht worden ist.

Die Herstellung der Arzneimittel in der pharmazeutischen Industrie erfolgt über zahlreiche Stufen und unter Einschaltung vieler Kontrollstellen.

**Chargen-
bezeichnung**

Die auf einmal hergestellte Arzneimenge wird als Charge bezeichnet und erhält, vor allem auch zu Kontrollzwecken, eine Chargenbezeichnung, die auf jedem Fertigarzneimittel aufgedruckt ist, wenn nicht dafür das Herstellungsdatum verwendet wird.

Unter den zahlreichen Fertigarzneimitteln sind viele von gleicher oder annähernd gleicher Zusammensetzung. Manche dienen zu mehreren therapeutischen Zwecken.

Arzneiformen

Es folgen nun die Arzneiformen mit den deutschen Namen in alphabetischer Reihenfolge. In Klammern ist die lateinische Bezeichnung erwähnt.

**Wäßrige
Drogenauszüge**

Wäßrige Drogenauszüge werden landläufig als „Tee" bezeichnet. Der Apotheker unterscheidet je nach Zubereitungsweise aber zwischen Abkochungen, Aufgüssen und kalt hergestellten Auszügen.

**Abkochen
(Decocta)**

Eine Abkochung setzt man kalt an, kocht dann 30 Minuten und seiht warm ab. Diese Auszugsmethode wird hauptsächlich bei Wurzeln, Wurzelstöcken, Rinden und Hölzern angewandt, da sich bei diesen „harten" Drogen die Wirksubstanzen (Arzneistoffe) nicht leicht herauslösen lassen.

Aufgüsse (Infusa)

Bei der Herstellung von *Aufgüssen* wird die Droge bzw. Drogenmischung mit kochendem Wasser übergossen. Man läßt im bedeckten Gefäß unter gelegentlichem Umrühren 5–10 Minuten ziehen und gießt dann durch ein Sieb. Auf diese Weise wird bei wäßrigen Auszügen von Blättern, Blüten, Früchten, Kräutern und Samen verfahren. Wichtig dabei ist der ausreichende Zerkleinerungsgrad der Droge. Das gilt besonders für Rinden, Wurzeln, Wurzelstöcke sowie für dicke Blätter, zum Beispiel Bärentraubenblätter. Die größten Bruchstücke sollen höchstens 2 mm groß sein. Das Drogen-Wasser-Verhältnis ist, wenn nicht vom Arzt anders vorgeschrieben, 1:10. Im Haushalt wird die „Teebereitung" im allgemeinen so durchgeführt, daß man 1 Eßlöffel voll Droge auf 1 Tasse Wasser nimmt.

Kaltauszüge (Macerationes)

Kalte *Auszüge* (Macerationes) sind bei schleimhaltigen Drogen erforderlich, zum Beispiel bei Leinsamen und Eibischwurzel, da Schleimstoffe durch längeres Kochen zu Zuckern abgebaut werden. Die vom Apotheker auf ärztliches Rezept zubereiteten Dekokte und Infuse werden aber noch nach genaueren Vorschriften, die im Arzneibuch stehen, bereitet. Sie werden in Flaschen geliefert und können je nach Verordnung des Arztes noch andere zugefügte Arzneistoffe enthalten.

Frischarzneien

Lagerung

Wäßrige Drogenauszüge sind ausgesprochene Frischarzneien, die nicht lange haltbar sind. Sie müssen daher kühl aufbewahrt werden und in wenigen Tagen aufgebraucht werden. Manche wäßrigen Drogenauszüge werden nicht nur zum Einnehmen, sondern auch zu Bädern (z. B. Kamillenblüten, Eichenrinde, Baldrianwurzel) verwendet.

Alkoholische Zubereitungen (Spirituosa medicata)

Flüssige Zubereitungen, die Lösungen (s. S. 104 ff.) darstellen. Lösungsmittel sind hauptsächlich Ethanol-Wassermischungen mit verschiedenem Ethanolgehalt oder es handelt sich um Mischungen mit anderen Flüssigkeiten, z. B. Franzbranntwein,

Ameisen- und Kampferspiritus (zum Einreiben); Melissengeist (zum Einreiben oder Einnehmen); Haarspiritus (Haarwasser); Hoffmannstropfen. Die Behältnisse sind gut zu verschließen, da Alkohol sich leicht verflüchtigt.

Ampullen (Ampullae)

Die *Ampullen* kann man nicht als „Arzneiform" bezeichnen. Sie stellen vielmehr eine besondere Art der Abfüllung von Injektions- und teilweise auch Infusionslösungen dar, und zwar in besonders beschaffenen, oben zugeschmolzenen Glasfläschchen oder Durchstechflaschen aus bester Glasqualität. Dem Arzt steht auf diese Weise ein spritzfertiges Arzneimittel von sicherer Sterilität und besonders verläßlicher Beschaffenheit zur Verfügung. Auch bei der Verabfolgung wird mit der Ampulle (Injektionslösung) größte Sicherheit erreicht, da eine Injektion nicht rückgängig gemacht werden und auch bei einem bewußtlosen Patienten angewendet werden kann. Injektions- und Infusionslösungen stehen daher bei der Applikation von Arzneistoffen, besonders im Krankenhaus im Vordergrund. Die Ampullen bieten Gewähr für gute Haltbarkeit, da ihr hermetischer Verschluß vor Einflüssen der Luft, Eindringen von Mikroorganismen, Verdunstung und Verschmutzung schützt. Gebräuchliche Größen sind 1–20 ml.

Konzentrationsangaben

Nach dem Arzneibuch beziehen sich die Konzentrationsangaben auf die Anzahl Gramm eines Arzneistoffs in Milliliter Lösung (g/ml).

Wäßrige Lösungen

Die in Ampullen enthaltene Lösung ist meist wäßrig. Aus Gründen der Löslichkeit des betreffenden Arzneistoffes gibt es aber auch alkoholische oder

Ölige Lösungen

ölige Lösungen. Die alkoholischen Lösungen müssen vor der Injektion mit Wasser für Injektionszwecke bzw. je nach Vorschrift mit physiologischer Kochsalzlösung verdünnt werden. Ölige Lösungen dürfen nie intravenös angewandt werden! (Gefahr einer evtl. tödlich verlaufenden Fettembolie.) Der Anwender hat sich sorgfältig zu vergewissern, welche Sorte vorliegt.

Wenn Arzneistoffe in Lösung nicht haltbar oder mit Hilfe von Hitze nicht sterilisierbar sind, stellt man Trockenampullen her. Das Lösungsmittel ist dann in einer zweiten Ampulle beigefügt. Kurz vor der Injektion wird das Lösungsmittel mit einer sterilen Injektionsspritze in die geöffnete oder durchstechbare Trocken-Ampulle gegeben, gelöst und dann aufgezogen.

Trockenampullen

Es gibt aber auch sogenannte Suspensionen (s. dort) in Ampullen, zum Beispiel Hormon-Kristall-Suspensionen. Hier muß vor der Anwendung der Inhalt der Ampulle kräftig geschüttelt werden, damit der vorliegende, nicht gelöste Arzneistoff homogen in der Trägerflüssigkeit verteilt wird.

Suspensions-ampullen

Außer bei den zuletzt genannten Suspensions-Ampullen muß der Ampulleninhalt klar sein. Es darf keine Zersetzung oder Verfärbung vorhanden sein. Die Injektionslösung darf keine Glassplitter enthalten. Bei Injektionsdurchstechflaschen ist auf Abwesenheit von Gummiteilchen (vom Gummistopfen) zu achten. Vor der Injektion wird noch einmal die Aufschrift geprüft und auf die Stärke geachtet, da manche Präparate, zum Beispiel Traubenzucker-Ampullen, in mehreren Konzentrationen im Handel sind.

Man unterscheidet zwischen der intramuskulären – i.m. (in den Muskel), intravenösen – i.v. (in die Vene), subkutanen – s.c. (unter die Haut) Injektion bzw. Infusion.

Applikations-möglichkeiten

Es gibt aber noch einige andere Anwendungsmöglichkeiten, z.B. die intraarterielle Anwendung. Die Ampulle muß auch dafür die erforderlichen Angaben tragen, und die Gebrauchsinformation (Beipackzettel) muß darüber ebenfalls genau Auskunft geben. Ampullen zur Infusion enthalten meistens konzentrierte Arzneistofflösungen, die mit der Infusionslösung nach Vorschrift verdünnt werden müssen.

Konzentrierte Arzneistofflösungen

Mit der Ampullenfeile wird an der schmalsten Stelle der Glasspitze die Ampulle angefeilt. Um beim

Öffnen der Ampullen

Öffnen der Ampulle eine Kontamination (Verunreinigung) mit Glaspartikeln möglichst zu vermeiden, sind die Ampullen nach dem Feilen mit einem Alkoholtupfer zu reinigen und dann aufzubrechen. (Lit.: chemotherapie-telegramm. Nr. 2, 2/1986) Die leere Ampulle wird über die Injektionsnadel gestülpt, bis der Arzt die Richtigkeit der aufgezogenen Injektionslösung überprüft hat.

Spritz-Ampullen

Heute werden durch die pharmazeutische Industrie auch Spritz-Ampullen hergestellt. Sie haben statt des Glasbodens einen verschiebbaren Stempel, durch den der Inhalt herausgespritzt und sofort injiziert werden kann. Die Spritz-Ampullen bestehen meistens aus Kunststoff und sind mit einer sterilen Kanüle versehen. Sie werden nur einmal verwendet.

„Amphiolen" sind Ampullen bestimmter Firmen.

Brech- bzw. Knick-Ampullen

Brech- bzw. Knick-Ampullen werden mit der Hand – am besten mit Hilfe einer sterilen Mullkompresse – abgebrochen.

OPC-Ampullen

Mit einer neuen Ampullengeneration – einer sogenannten „One-point-cut"(OPC)-Ampulle – haben Packmitteltechnologen das Öffnen der Ampullen wesentlich verbessert. Durch einen gezielt angebrachten mikrometerfeinen Schnitt („cut") an ihrer engsten Stelle – die Lage dieser Schnittstelle ist durch einen blauen Punkt („one-point") markiert – wurde die Ampulle auf den bevorstehenden Hals-

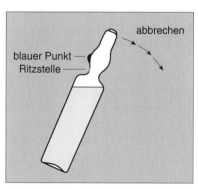

Abb. 3: Hinweis zur OPC-Ampulle. Die Ampulle ist bereits unterhalb des blauen Punktes angesägt. Ansägen deshalb nicht mehr erforderlich. Aufbrechen der Ampulle wie gewohnt.

bruch sensibilisiert. Bei Beachtung der richtigen Lage des blauen Punktes kann die Ampulle mühelos gebrochen werden (siehe auch Abb. 3).

Dabei entsteht jedesmal eine glatte Bruchstelle. Während dessen zeigen herkömmliche Ampullen Unebenheiten am Bruchrand. Die neuen Ampullen zeigen eine deutlich geringere Glaspartikelbildung beim Aufbrechen. Dadurch konnte die Anzahl der Partikelchen, auch der feinsten, die beim Aufbrechen der Ampullen sonst in die Ampullenflüssigkeit fallen, drastisch verringert werden.

Weitere Vorteile der OPC-Ampullen sind ihre Recyclingfähigkeit und das Entfallen einer Eisensäge, was als Beitrag zur Umweltfreundlichkeit angesehen werden kann.

Lit.: „research", das Bayer-Forschungsmagazin, 124–129 (1987/88).

Reste angebrochener Ampullen werden beseitigt.

Zur Beachtung: Nicht jeder Inhalt von Ampullen ist zur Injektion bestimmt. Es gibt auch Trinkampullen, z.B. Frubiase. **Trinkampullen**

Einige Hersteller füllen ihre Inhalations- bzw. Instillationslösung ebenfalls in Ampullen ab, z.B. Mistabronco, Mucolyticum Lappe. Es ist wie immer vor jeder Anwendung von Arzneimitteln streng auf die Kennzeichnung (Etikett) zu achten.

Die häufigste Anwendungsform von Augenarzneien sind *Augentropfen.* Wäßrige Augentropfen haben eine kurze Wirkung im Bindehautsack und führen in bezug auf Transparenz zu keiner Sichtbehinderung. **Augentropfen (Oculoguttae)**

Augentropfen in öliger Lösung zeichnen sich durch eine längere Verweildauer im Auge aus. Sie sind subjektiv angenehmer als Augensalbe.

Die Haltbarkeit von Augentropfen zu mehrmaligem Gebrauch ist nach Anbruch auf sechs Wochen begrenzt. **Haltbarkeit**

Bei *Augensalben* kann man eine eindeutige bessere Wirkungsqualität gegenüber öligen Augentropfen feststellen. Zu beachten ist allerdings, daß es **Augensalben (Oculenta)**

Sichtbehinde-rungen

nach Anwendung von öligen Augentropfen und Augensalben zu störenden Sichtbehinderungen kommen kann, welche wie bei Applikation von pupillenerweiternden Augentropfen das Sehvermögen und damit z. B. die Verkehrstüchtigkeit beeinträchtigen können.

Bei Augentropfen und *Augenwässern* (Collyria) handelt es sich meistens um verdünnte wäßrige Arzneistofflösungen, die mit Wasser für Injektionszwecke hergestellt und danach sterilisiert werden.

Konservierung

Zur Verlängerung der Haltbarkeitszeit werden sie je nach therapeutischem Zweck bzw. Vorschrift des Augenarztes konserviert und mit Hilfe von Kochsalz dem osmotischen Druck der Tränenflüssigkeit angeglichen, d. h. isotonisch gemacht.

Beim Öffnen und Schließen des Augentropfenfläschchens besteht immer die Gefahr des Befalls der Lösung mit Bakterien und Pilzen. Unkonservierte Augentropfen stellen einen ausgezeichneten Nährboden für diese Mikroorganismen dar.

Mehrdosen-behältnisse

Keimhaltige Augentropfen können am Auge schwerste Schäden (bis zur Erblindung) hervorrufen. Es ist deshalb Vorschrift, Augentropfen in „Mehrdosenbehältnissen" zu konservieren.

Dabei handelt es sich um Fläschchen, die mehr als die Menge für eine einzige Anwendung enthalten. Bei nur gelegentlicher Anwendung konservierter Augentropfen innerhalb eines kurzen Zeitraums haben die Zusätze keine unerwünschten Wirkungen. Erstreckt sich die Behandlung aber über Jahre, wie z. B. beim Grünen Star (Glaukom), kann es durch allmähliche Anreicherung von Konservierungsstoffen in Binde- und Hornhaut zu Unverträglichkeitsreaktionen kommen (z. B. Störungen des Tränenfilms, Allergien).

Einzeldosis-behältnisse

Die Risiken „Allergie" und „Infektion" lassen sich vermeiden, wenn unkonservierte Augentropfen nach der Herstellung in „gebrauchsfertige Einzeldosisbehältnisse" abgefüllt werden.

Nach dem Öffnen des Behältnisses und dem Eintropfen der verordneten Menge wirft der Patient den etwa verbleibenden Rest mit dem Behältnis weg.
Eine Keimbesiedelung ist dadurch nicht möglich und eine Konservierung entbehrlich.
Augentropfen werden auch heute noch recht oft in der Apotheke rezepturmäßig hergestellt.

Wegen häufig bestehender Allergisierungsgefahr durch zugefügte Konservierungsmittel, z.B. Thiomersal, sollten Augentropfen ohne diese hergestellt werden. Aus Sicherheitsgründen sind allerdings dafür sogenannte Einmaldosisbehältnisse (EDos) erforderlich. **Allergisierungsgefahr**

Es gibt aber auch zahlreiche Fertigpräparate.

„Ophthiolen" und „Guttiolen" sind pipettenlose Kunststoff-Tropfflaschen. Die Anwendung von Augentropfen wird in der Weise vorgenommen, daß man das Unterlid etwas vorzieht und dann einen Tropfen seitlich in den Bindehautsack einträufelt. **Ophthiolen**

Da die Augen sehr empfindlich sind, müssen Augensalben noch sehr viel sorgfältiger hergestellt werden als die übrigen Salben. Vorschrift ist heute die sterile Zubereitung und die Verwendung einer weichen, reizlosen Salbengrundlage. Diese Eigenschaft haben besonders die Emulsionssalben, die man heute der Vaseline vorzieht. **Augensalben**

Emulsionssalben

Augensalben kommen heute in kleinen Tuben mit höchstens 5 g Inhalt in den Handel. Die Anwendung von Augensalben geschieht mit dem beigefügten Augenglasstab oder direkt aus dem entsprechend geformten Tubenende, indem man eine kleine Salbenmenge am vorgezogenen Lid abstreicht und durch leichtes Reiben verteilt.

Der Begriff *Balsam* hat in der Arzneimittellehre verschiedene Bedeutung: **Balsame**
■ aus Pflanzen austretende dickflüssige Säfte von chemisch komplizierter Zusammensetzung, zum Beispiel Perubalsam;

■ salbenartige Zubereitungen, die aus Gründen ihrer weichen Beschaffenheit dem natürlichen Balsam ähnlich sind, zum Beispiel Brustbalsam oder Frostbeulenbalsam;

■ in Verbindung mit Namen von Fertigarzneimitteln, zum Beispiel Rheumabalsam.

Depot-Arzneimittel

Die Aufnahme, der Abbau und die Ausscheidung von Arzneistoffen kann im menschlichen Organismus oft sehr rasch erfolgen. Daraus resultiert meistens eine unerwünschte kurze Wirkungsdauer. Man hat daher, auch um die Häufigkeit des Einnehmens oder der Injektion zu reduzieren und um einen gleichmäßigen, verlängerten Blut- bzw. Gewebespiegel zu erreichen, besonders in den letzten Jahren langwirkende Präparate entwickelt. Bei Tabletten und Dragees erhält man diesen Effekt z.B. durch:

Verzögerte Wirkstoffabgabe

▷ sich verschieden schnell lösende Schichten oder Überzüge,

▷ einzelne langsam lösliche Makrokristalle,

▷ überzogene Kristalle,

▷ Ionenaustauschpartikel mit Wirkstoff beladen u.a.

Dadurch kommen verschieden lange Zerfallszeiten zustande. Arzneistoffspitzenkonzentrationen und dadurch verstärkt auftretende Nebenwirkungen können verringert werden.

Im allgemeinen dürfen Depot-Arzneimittel nicht geteilt werden, weil sonst die Freigabe des Arzneistoffs zu rasch erfolgt. Es gibt aber auch Ausnahmen (siehe unter Anwendungsart).

Bezeichnungen für verzögerte Wirkstoffabgabe

Die verzögerte Wirkstoffabgabe bei Injektionslösungen kommt durch schwer lösliche Verbindungen zustande, die nur langsam vom Injektionsort in den Organismus gelangen. Präparate mit verzögerter Wirkstoffabgabe tragen Bezeichnungen wie: ... Depot; ... retard; ... protahiert; ... long.

In der letzten Zeit sind einige Fertigarzneimittel mit der Zusatzbezeichnung „plus", z.B. Dihyderyot plus oder Effortil plus, in den Handel gekommen.

Die Bezeichnung „plus" bedeutet, daß zwei Wirkstoffe im Präparat vorhanden sind, die nicht in Depotform vorliegen. Es gibt aber auch bei diesen Präparaten Retardzubereitungen.

Dragees

Das *Dragee* ist eine Arzneiform, die aus der Tablette (s. d.) hervorgegangen ist. Der Kern des Dragees, der wie eine Tablette aussieht, enthält den oder die Arzneistoffe und ist mit einem ein- oder mehrschichtigen Überzug versehen, welcher meistens aus einer gefärbten Zuckerschicht besteht. Dadurch und auch wegen der abgerundeten Form (Linsenform) ist das Dragee leichter und angenehmer vom Patienten einnehmbar als die Tablette. Nachteilig ist, daß sie sich nicht teilen lassen. Die Dragees werden ganz geschluckt außer „Lutschdragees". Hinsichtlich des Einnahme- bzw. Verabreichungsvorgangs gilt dasselbe wie bei den Tabletten beschrieben (siehe auch S. 116 ff.). Wenn Dragees Arzneistoffe enthalten, die durch die Magensalzsäure zerstört werden können, so werden sie mit einem Überzug versehen, der sich erst im alkalischen Darmsaft löst.

Manteldragees

Neuerdings gibt es auch Dragees mit mehreren Schichten, die sogenannten Manteldragees. Man kann dadurch sich gegenseitig chemisch beeinflussende Inhaltsstoffe voneinander getrennt halten oder auch eine verschiedene Lösungsdauer im Organismus bewirken (siehe auch Depot-Arzneimittel). Dragees und auch Tabletten zeigen oft eine starke Abweichung zwischen dem Gewicht des Arzneistoffs und dem Gewicht des Dragees bzw. der Tablette. Eine Gewichts- bzw. Stärkeangabe bezieht sich immer auf den vorhandenen Arzneistoff.

Lagerung der Dragees

Durch den Zuckerüberzug können Dragees Feuchtigkeit aufnehmen und werden dann fleckig. Sie sind daher gut verschlossen und trocken aufzubewahren.

Einreibungen (Frictiones)

Die Bezeichnung stellt keine bestimmte Arzneiform dar. Zu Einreibungen können verschiedene Arznei-

89

formen bzw. Zubereitungen dienen, z. B. alkoholische Lösungen, Balsame, Cremes, Linimente, Salben.

**Elixiere
(Elixira)**

Sie werden aus Wein oder Alkohol und zuckerhaltigen Zubereitungen aus Arzneipflanzen nach oft jahrhundertealten Vorschriften hergestellt. *Elixiere* sind auch heute noch, z. B. als Lebenselixier, Frauenelixier u. ä. im Handel.

**Emulsionen
(Emulsiones)**

Emulsionen sind milchähnliche Arzneizubereitungen, die Öle, Fette und andere in Wasser nicht lösliche Stoffe in sehr feiner und gleichmäßiger Verteilung in Wasser enthalten.

Emulgatoren

Die Verteilung der beiden Phasen wird oft erst durch Zugabe von Emulgatoren (Stabilisatoren) ermöglicht und durch maschinelle Bearbeitung gefördert. Milch und Butter sind natürliche Emulsionen. Milch enthält 3–4 % Fett, welches in der wäßrigen Flüssigkeit fein verteilt ist (Öl-in-Wasser-Emulsion). Butter hat einen Wassergehalt von ca. 18 %. Hier ist das Wasser fein im Fett verteilt (Wasser-in-Öl-Emulsion).
Lebertran-Emulsion, Paraffinöl-Emulsion, viele Cremes und Salben sind künstliche Emulsionen. Die Beschaffenheit der Emulsionen ist unterschiedlich. Sie können dünn-, dickflüssig oder cremeartig sein.
Die feine Verteilung der Arzneistoffe in der Emulsion fördert die Resorption, was besonders in der Dermatologie von Bedeutung ist. Durch längeres Stehen können sich die beiden Phasen der Emulsionen wieder trennen. Man sagt, sie „setzen ab". Auch kann der Fettanteil ranzig werden. Der Wasseranteil kann verdunsten. Emulsionen müssen

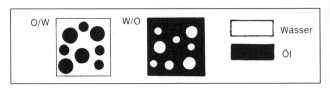

Abb. 4: Emulsionstypen

daher gut verschlossen und kühl aufbewahrt werden.

Essenzen sind sehr gehaltreiche Flüssigkeiten verschiedener Art, meistens konzentrierte Auszüge aus Pflanzen mit verschiedenen Lösungsmitteln. Der Name besagt, daß das „Wirksamwesentliche" der verwendeten Droge darin enthalten ist, z.B. Kräuter-Essenzen (Likörherstellung); arzneilich nur noch in der Homöopathie.

Essenzen (Essentiae)

Essige sind eine veraltete Arzneiform, z.B. „Sabadill-Essig" = Läuse-Essig. Es sind Drogenauszüge, die mit Essig hergestellt wurden und durch den Säuregehalt sehr haltbar sind.

Essige (Aceta)

Extrakte sind aus Drogen mit Hilfe verschiedener Lösungsmittel hergestellte konzentrierte Auszüge.

Extrakte (Extracta)

Man unterscheidet drei Arten von Extrakten:
- Trockenextrakte.

Das Lösungsmittel wird abdestilliert, der Rückstand pulverisiert und zu Pulvern, Pillen und Tabletten verarbeitet, z.B. Rhabarberextrakt (Abführmittel).
- Fluidextrakte (flüssige Extrakte), z.B. Kamillenextrakt (zu Bädern) oder Thymianextrakt (zur Herstellung von Thymian-Hustensaft).
- Zähflüssige Extrakte, z.B. Hefeextrakt zur Pillenherstellung; Malzextrakt (Stärkungsmittel).

Granulate sind eine selbständige Arzneiform. Es handelt sich um unregelmäßige bis weizenkorngroße Körner eines Arzneistoffs oder mit Zucker oder Schokolade überzogene Körner, die den Arzneistoff enthalten. Gegenüber Pulvermischungen haben sie folgende Vorteile: Sie fließen leicht aus Behältnissen und stäuben wenig. Granulate werden von Patienten geschätzt, die Tabletten oder Kapseln nicht gut schlucken können. Ein weiterer Vorteil ist die individuelle Dosierbarkeit. Zum Einnehmen ist Flüssigkeit erforderlich, die nicht zu gering bemessen sein sollte (mindestens 100 ml, s. auch S. 116 ff.).

Granulate (Granula-Körner)

Dosierbarkeit

Gurgelwässer

Gurgelwässer sind Flüssigkeiten gegen Erkrankungen im Mund- und Rachenraum. Wirkstoffe, z. B. verdünntes Wasserstoffperoxid, Drogenauszüge, die ätherisches Öl und Gerbstoffe enthalten, z. B. aus Salbeiblättern.
Ähnlich in der Zusammensetzung sind Mundwässer. Sie haben aber mehr kosmetischen Charakter.

Impfstoffe (Vakzine)

Antikörperbildung

Impfstoffe sind Arzneimittel, die Antigene, z. B. Bakterientoxine, enthalten und dazu bestimmt sind, bei Menschen oder Tieren zur Erzeugung von spezifischen Abwehr- und Schutzstoffen (Antikörperbildung) angewandt zu werden. Der Vorgang heißt aktive Immunisierung. Impfstoffe sind demnach Vorbeugungsmittel gegen Infektionskrankheiten, z. B. vor Kinderlähmung.

Unterschieden werden:
- Impfstoffe, die nur das Bakteriengift (Toxine) enthalten, z. B. Alt-Tuberkulin.
- Impfstoffe, die abgetötete Bakterien und deren Toxine enthalten, z. B. Choleraimpfstoff.
- Impfstoffe, die abgeschwächt lebende Bakterien oder Viren enthalten, z. B. Pockenlymphe, Poliomyelitisimpfstoff.

Überprüfung und Zulassung

Alle Impfstoffe werden staatlich überprüft. Die Überprüfung und Zulassung wird vom Paul-Ehrlich-Institut Frankfurt, dem Bundesamt für Sera und Impfstoffe durchgeführt.
Da Impfstoffe Eiweiße sind bzw. zum Teil lebende Mikroorganismen darstellen, sind sie sehr thermolabil. Sie müssen daher unbedingt im Kühlschrank zwischen +2 bis +8 °C bzw. in dem auf der Packung aufgedruckten Temperaturbereich gelagert werden. Alle Impfstoffe haben ein Verfalldatum.

Lagerung

Implantate

Implantate sind sterile, kleine Tabletten, die mit Hilfe eines chirurgischen Eingriffs unter die Haut gebracht werden und dann langsam über Wochen ihren Wirkstoff an den Organismus abgeben. Sie sind zur sterilen und geschützten Aufbewahrung in Ampullen verpackt.

Bei *Infusions- und Injektionslösungen,* bei denen im Abschnitt „Ampullen" schon Teilaspekte zur Sprache gekommen sind, handelt es sich um sterilisierte Arzneistofflösungen.

Infusions- und Injektions- lösungen

Sie werden parenteral, d.h. unter Umgehung des Magen-Darm-Traktes, verabfolgt.

Parenterale Anwendung

Die Anwendung einer Injektion bezweckt die Zufuhr des gelösten Arzneistoffs (z.B. Penicillin).

Mit Hilfe von Infusionslösungen können mehrere Zwecke verfolgt werden:

■ Auffüllen des Blutgefäßsystems (z.B. bei Blutverlusten und bei der Schockbehandlung);

■ Zufuhr von lebensnotwendigen Stoffen wie Nährstoffen (Eiweiß, Fett, Kohlenhydrate) und Ergänzungsstoffen (Mineralien, Vitamine, Wasser) (parenterale Ernährung);

■ Arzneimittelzufuhr in einer geeigneten Trägerlösung (z.B. isotonische Kochsalzlösung, Traubenzuckerlösung u.a.).

Als Ausgangsmaterial zur Herstellung von Infusionslösungen sind reinste Arzneistoffe, je nach Art der Infusionslösung auch Nährstoffe und frisch destilliertes Wasser vorgeschrieben. Die Anforderungen sind wie bei allen Arzneimitteln im jeweils gültigen Arzneibuch aufgeführt. Die mit Spezialfiltern filtrierten Lösungen werden in äußerst saubere Flaschen (Infusionsflaschen besonderer Glasqualität) gefüllt, mit einem Gummistopfen bestimmter Eigenschaften verschlossen und maschinell mit einer Aluminiumkapsel fixiert. Nach der Dampfsterilisation im Autoklaven wird auf Abwesenheit von Schwebeteilchen geprüft, das Etikett aufgeklebt, welches mit der Chargen-Bezeichnung versehen wird. Die Überprüfung auf Sterilität und Pyrogenfreiheit (Pyrogene sind Stoffe von apathogenen und pathogenen Bakterien, die in kleinsten Dosen bei höheren Tieren und Menschen ein bis zwei Stunden nach der Injektion oder Infusion Schüttelfrost und Fieber hervorrufen) ist heute bei jeder Charge Vorschrift.

Herstellung

Sterilität und Pyrogenfreiheit

**Infusions-
flasche**

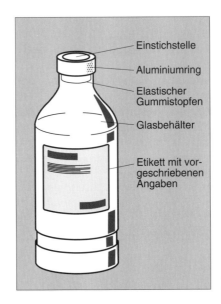

Einstichstelle

Aluminiumring

Elastischer
Gummistopfen

Glasbehälter

Etikett mit vor-
geschriebenen
Angaben

*Abb. 5: Infusions-
flasche*

**Infusionsbestecke
(Infusionsgeräte)**

Zur Übertragung (Anwendung) der Infusionslösungen verwendet man sogenannte Infusionsbestecke. Das sind besondere, gebrauchsfertige, sterile Einmal-Geräte, die mit Hilfe des Dorns des Infusionsbestecks durch die mit einem Ring gekennzeichnete Stelle des Gummistopfens gestochen werden. Vor nicht allzu langer Zeit sind verbesserte Infusionsbestecke in den Handel gekommen. Sie sind zu empfehlen, weil sie ein in die Tropfkammer eingearbeitetes Filter mit einer Porenweite von 15 µm besitzen. Dadurch wird ein großer Teil der Partikel zurückgehalten, die bei der Herstellung der Lösung (nicht mit dem Auge erkennbar), Durchstechen des Gummistopfens mit dem Dorn und Zuspritzen von Injektionslösungen aus Glasampullen in die Infusionslösung gelangen.

**Bestandteile eines
Infusionsgerätes**

Wesentliche Bestandteile eines Infusionsgerätes nach DIN sind:
▷ Der Einstechteil zur Herstellung der Verbindung mit dem Infusionsbehälter.

▷ Der Belüftungsteil mit eingebautem Bakterien-filter und Verschlußkappe, der – unterschiedlich je nach Hersteller und Modell – fest in das Infusi-onsgerät integriert oder als getrennter Bestand-teil des Infusionsgerätes separat vorhanden sein kann.

Bakterien-filter

▷ Dadurch ist sichergestellt, daß wahlweise bei Verwendung von Glas- oder Kunststoffflaschen eine Belüftung möglich ist oder bei Verwendung von Kunststoffbeuteln auf eine Belüftung ver-zichtet werden kann.

▷ Die Tropfkammer mit einem eingebauten 15-μm-Flüssigkeitsfilter, der Partikel, die z.B. während des Einstechvorgangs des Infusionsge-rätes durch den Gummistopfen auftreten kön-nen, abfiltert.

Tropfkammer Flüssigkeits-filter

▷ Der Schlauch mit dem Durchflußregler, der zur Grobregulierung der Infusionsgeschwindigkeit dient.

▷ Das elastische Verbindungsstück, das für Zu-satzinjektionen eingesetzt werden kann, und das Anschlußstück, das für Zusatzinjektionen verwendet werden kann, und das Anschluß-stück mit Außenkegel zum Anschluß an die Kanüle oder einen Venenkatheter (siehe Abb. 6 auf Seite 96).

Eine vor Gebrauch unverletzte sterile Verpackung ist selbstverständliche Voraussetzung für die Ver-wendung des Infusionsgerätes.

Es ist stets darauf zu achten, daß nur klare Lösun-gen zum Einsatz kommen. Beim Zusatz von Arznei-stofflösungen, z.B. aus Ampullen, können ungünsti-ge chemische oder physikalische Beeinflussungen der zugefügten Arzneistoffe untereinander (Inkom-patibilitäten) oder entsprechende Wechselwirkun-gen (Interactions) im Organismus auftreten. Es ist Sache des Arztes, sich darüber vorher sorgfältig zu informieren.

Inkompatibilitäten

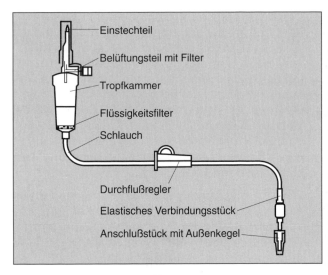

Abb. 6: Infusionsgerät nach DIN

**Injektions-
durchstech-
flaschen**

Die Größe der Infusionsflaschen liegt im allgemeinen bei 100–1000 ml, während sie bei den Injektionsdurchstechflaschen bei 10–100 ml liegt. Die
vorgeschriebenen Injektionsmengen werden mit
Hilfe einer Injektionsspritze durch den Gummistopfen entnommen, der wie bei den Infusionsflaschen
die Injektionsflasche mit einer Aluminiumkapsel
(Bördelkappe) verschließt. Der Stichkanal schließt
sich wieder.

Angestochene Injektionsdurchstechflaschen haben
keine generelle Aufbrauchzeit, da sich diese aus
der Stabilität der jeweiligen Präparate ergibt, je
nachdem, ob sie konserviert sind oder nicht. In jedem Falle ist aber auf aseptische (keimfreie) Entnahmen und darauffolgende Lagerung im Kühlschrank zu achten (siehe auch Kapitel: „Lagerung
der Arzneimittel").

**Infusions-
behältnisse**

Seit einigen Jahren gibt es für Infusionslösungen
auch Kunststoffbehältnisse (PVC oder Polyäthylen),
denen m.E. aber noch einige Mängel anhaften.

Die Glasflasche besitzt eine Fülle positiver Eigenschaften. Glas ist transparent, gasdicht, temperatur- und korrosionsbeständig, es verhält sich gegenüber den Lösungen weitgehend chemisch inert und bietet einen sicheren Schutz gegen mikrobielle Kontamination.
Die Glasflasche gilt auch heute noch als das sicherste und am häufigsten verwendete Infusionsbehältnis. Bestimmte Infusionslösungen können nur in Glasflaschen abgefüllt werden. Nachteilig wirken sich dagegen das hohe Gewicht, die Zerbrechlichkeit und die absolute Formstarre aus.

Glasflasche

Plastikflaschen aus Polyäthylen besitzen ein niedriges Gewicht, gute mechanische Festigkeit sowie eine ausreichende chemische Beständigkeit und Indifferenz gegenüber dem Füllgut.
Die Transparenz ist schlechter als bei Glas und bei Weich-PVC. Da die Plastikflaschen bei der Infusion nur teilweise kollabieren, müssen sie in der Regel ebenso wie die Glasflaschen zusätzlich belüftet werden. Es ist zu beachten, daß aus produktionstechnischen Gründen immer eine gewisse Luftmenge in den Plastikflaschen enthalten ist.

Plastikflasche

Plastikbeutel aus Weich-PVC zeichnen sich durch ein sehr niedriges Gewicht, hervorragende Transparenz, gute mechanische Festigkeit und Flexibilität aus. Die Eigenschaften dieses Kunststoffes ergeben eine ausreichende chemische Beständigkeit und Indifferenz gegenüber bestimmten Infusionslösungen. Die Plastikbeutel benötigen, da sie bei der Anwendung kollabieren, keine zusätzliche Luftzufuhr und können daher als geschlossenes System betrachtet werden (siehe Abb. 7).
Da die Wasserdampfdichtigkeit geringer ist als bei den Infusionsbehältern aus Glas oder Polyäthylen, ist zusätzlich eine gasdichte Verpackung erforderlich. Die Lagerungsfähigkeit von Infusionslösungen in Kunststoffbehältnissen ist gegenüber Glasflaschen eingeschränkt.

Plastikbeutel

97

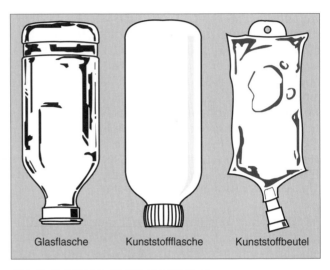

| Glasflasche | Kunststoffflasche | Kunststoffbeutel |

Abb. 7: Behältnisse für Infusionslösungen

Kontrolle von Infusionslösung und Behälter

Vor der Anwendung einer Infusionslösung sind bestimmte Kontrollen durchzuführen, dabei ist die Einhaltung einer standardisierten Checkliste zu empfehlen.

Checkliste

1. Ist der Verschluß intakt?
2. Ist der Infusionsbehälter unbeschädigt?
3. Ist die Identität zwischen Verordnung und den Angaben auf dem Etikett sichergestellt?
4. Ist der Inhalt des Behälters bei visueller Kontrolle einwandfrei?

Verschluß und Behälter der Infusionslösung müssen unversehrt sein, neben sichtbaren Defekten können eine Trübung der Lösung, Kristallbildungen sowie Fehlen des Unterdruckes beim Öffnen des Systems Hinweise auf eine nicht erkennbare Beschädigung geben.

Bei hochkonzentrierten Lösungen, wie z.B. Osmotherapeutika und Elektrolytkonzentrate, kann es insbesondere bei niedriger Umgebungstemperatur auch ohne Beschädigung des Behälters oder des **Kristallbildungen** Verschlusses zu Kristallbildungen kommen, die nach Erwärmen und Schütteln wieder in Lösung gehen.

Entsprechende Hinweise sind in den Gebrauchsinformationen oder auf dem Etikett angebracht.

Von besonderer Bedeutung ist die Überprüfung der Identität zwischen Verordnung und Angaben auf dem Etikett. Die Gefahren der Verwechslung wachsen mit der Menge der in einer Klinik verwandten Infusionslösungen. Farbmarkierungen der Etikette sind von Hersteller zu Hersteller unterschiedlich, ebenso wechseln die Zusatzkennzeichnungen in Form von Buchstaben oder Zahlen.

Verordnung und Etikett

Ähnliche Kennzeichnungen oder Farbmarkierungen können aber wiederum zu Verwechslungen führen.

Die Überprüfung des Inhaltes durch Sichtkontrolle soll Veränderungen der Lösung oder materielle Verunreinigungen erkennen lassen. Lösungen, die bei Kontrolle Teilchen sichtbarer Größe enthalten oder die Zeichen anderer erkennbarer Veränderungen wie Trübung, Schlierenbildung oder Farbveränderung zeigen, sind zu verwerfen oder einer entsprechenden Untersuchung zuzuleiten (siehe Abb. 8).

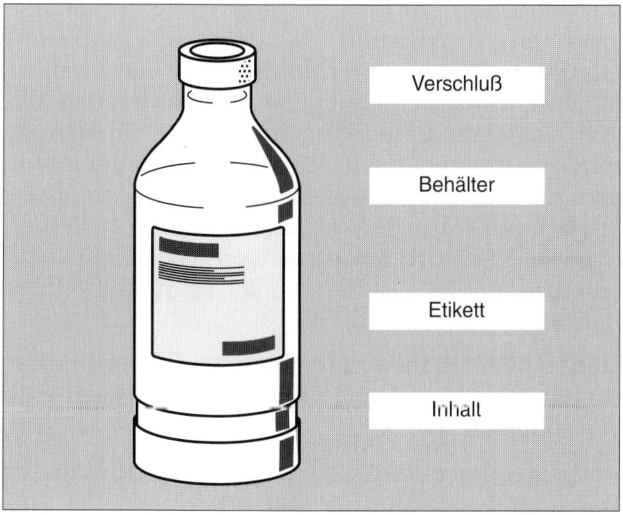

Sichtkontrolle

Verschluß

Behälter

Etikett

Inhalt

Abb. 8: Kontrolle von Infusionslösung und Behälter

Kommen neue, dem Pflegepersonal und den Ärzten bisher unbekannte Lösungen zur Anwendung, so ist vor Beginn einer entsprechenden Therapie eine eingehende Information anhand der Gebrauchsinformation erforderlich.

Nach Durchführung der beschriebenen Kontrollen kann die Infusionslösung an das Infusionsgerät angeschlossen werden.

Es sollten dabei heute grundsätzlich nur solche Infusionsgeräte Verwendung finden, die den DIN-Vorschriften entsprechen.

Nur diese Geräte werden den gestellten Anforderungen in Qualität und Handhabung gerecht.

Inhalate (Inhalationes)

Als *Inhalate* bezeichnet man Arzneimittel, die durch Einatmen aufgenommen werden. Dazu kann man die heute veralteten Asthmaräucherkerzen oder Asthmazigaretten zählen, aber auch die Inhalationsnarkotika. Im engeren Sinne werden flüssige Stoffe und Lösungen als Inhalate bezeichnet, wenn sie nach Verdunstung, Verdampfung (z.B. Kamillenöl mit Wasserdampf) oder Zersprühen mittels Luftdruck eingeatmet werden.

Mit Hilfe moderner Apparate kann man heute feinste Verteilung der Flüssigkeit erreichen (Teilchengröße bis 1 μm) und dadurch eine wirksame

Inhalationstherapie

Inhalationstherapie (Aerosoltherapie) betreiben.

Inhalate werden aber nicht nur zur lokalen Behandlung des Rachen- und Bronchialraumes angewandt, sondern können auch zur Allgemeinbehandlung dienen, indem die Arzneistoffe unter Umgehung des Magen-Darm-Traktes in der Lunge resorbiert werden. Wichtige Beispiele hierfür sind die Inhalationsnarkotika (siehe auch Arzneimittellehre Spezieller Teil, Kapitel 64).

Sterile Instillationen

Sterile Instillationen sind flüssige Zubereitungen, die zur Einbringung in Körperhöhlen dienen (z.B. in die Blase).

Kapseln (Capsula – Kapsel)

Vorläufer der heute fast nur noch anzutreffenden Gelatine*kapseln* sind die Pulverkapseln (s. S. 108) und die Stärkekapseln (Oblatenkapseln). Stärke-

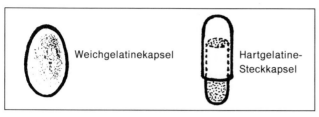

Abb. 9: Kapseln

kapseln bestehen aus zwei ineinanderpassenden Teilen, die man von Hand füllen und schließen kann und in welche z.B. bittere Pulver eingefüllt werden können. Sie werden angefeuchtet und lassen sich auf diese Weise leicht einnehmen.

Seit einigen Jahren benutzt man aber meist aus Gelatine hergestellte Behältnisse von rundlich-ovaler Form, welche flüssige, breiige oder pulverförmige Arzneistoffeinzelgaben enthalten. Sie haben einige Vorzüge: Die Arzneistoffdosierung ist recht genau, die Haltbarkeit ist gut, sie sind leicht einzunehmen und werden üblicherweise ganz geschluckt.

Gelatinekapseln kann man in zwei Gruppen einteilen: **Gelatinekapseln**

■ Hartgelatinekapseln,
■ Weichgelatinekapseln.

Hartgelatinekapseln sind meistens „Steckkapseln", d.h., sie bestehen aus zwei ineinandersteckenden Teilen, die in Ausnahmefällen auseinandergenommen werden können, um den Inhalt, z.B. mit Brei (für ältere Menschen und Kinder, die nicht gut schlucken können) zu vermischen. **Steckkapseln**

Depot-Kapseln dürfen nicht geöffnet oder in Wasser aufgelöst werden (s. auch S. 88).

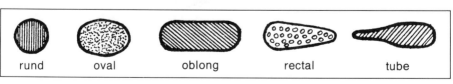

Abb. 10: Weichgelatinekapselformen

Zerbeißkapseln

Weichgelatinekapseln sind nahtlos und werden wie Hartgelatinekapseln ganz geschluckt, wenn es sich nicht um sogenannte Zerbeißkapseln handelt. Hinsichtlich der Art und Weise des Einnahme- bzw. Verabreichungsvorgangs gilt dasselbe wie bei den Tabletten beschrieben (s. auch S. 116 ff.).

Vaginalkapseln

Es gibt auch Rektal- und Vaginalkapseln. Gelatinekapseln lösen sich schnell im Magen. Sollen sie sich erst im Darm lösen, werden sie besonders präpariert (mit Formaldehyd gehärtet) (s. Abb. 11).

tube-Kapsel

Die tube-Kapsel dient zur lokalen Anwendung. Sie ist die ideale Applikationsform, wenn es darum geht, eine genau festgelegte Wirkstoffmenge für die lokale Einzeltherapie zur Verfügung zu stellen. Vor dem Auftragen wird die Kapselspritze abgeschnitten.
Dann kann der Kapselinhalt durch Druck herausgepreßt werden.

Kataplasmen (Breiumschläge)

Kataplasmen sind Breiumschläge für Körperstellen, die mittels eines (meist heißen) Teiges aus pulverisierten Drogen (z. B. Leinsamen) lose oder in Säck-

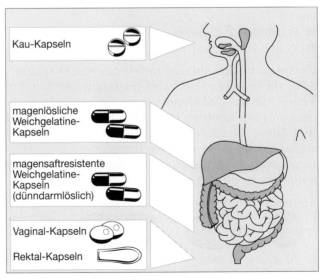

Abb. 11: Resorptionsbereiche der verschiedenen Kapselformen

chen (Kräutersäckchen) bereitet werden. Es gibt aber auch sogenannte Umschlagspasten als Kataplasmen, die noch andere Bestandteile enthalten und als Fertigarzneimittel im Handel sind.

Unter einem *Klistier* versteht man die rektale Einführung (Einlauf in den Darm) von Flüssigkeiten mittels eines Irrigators oder auch zweckentsprechenden Spritzen (z.B. Glyzerinspritzen). Wenn Klistiere zur Reinigung des unteren Darmabschnittes (vor der Untersuchung) oder zur Anregung der Entleerung dienen, bereiten sie die Pflegepersonen meistens selbst mit Wasser unter Zusatz von Seife (medizinische Schmierseife), Kochsalz oder auch mit Glyzerin. Heute werden jedoch vielfach die sogenannten Einmal-Klysmen vorgezogen, weil sie leichter anwendbar und hygienischer für alle Beteiligten sind. Das Kunststoffbehältnis, welches die abführende Flüssigkeit enthält, ist zugleich als Klistierspritze ausgebildet und wird nach Anwendung desinfiziert und vernichtet.
Die eigentlichen arzneilichen Klistiere sind Verweilklistiere. Sie dienen zu lokalen oder allgemein therapeutischen Zwecken, oder aber – besonders früher – als Nährklistiere. Sie sind vor Anwendung auf Körpertemperatur zu erwärmen.

Klistiere, Klysmen (Klysmata)

Bei *Körnern* handelt es sich um Arzneizubereitungen in Gestalt von Kügelchen (1–2 mm), deren Grundmasse aus Zucker oder Milchzucker besteht. In der Homöopathie werden sie mit Flüssigkeiten getränkt und dienen somit als Arzneistoffträger (Streukügelchen).

Körner (Granula)

Mit *Kugeln* bezeichnet man kugelförmige bis ovale Gebilde aus Suppositorienmasse, Milchzucker oder anderen bei Körperwärme und Feuchtigkeit zerfallenden Stoffen. Sie dienen als Arzneistoffträger und sind zur vaginalen Applikation bestimmt.

Kugeln (Globuli, Ovula)

Gallerten nennt man Arzneizubereitungen, die bei Zimmertemperatur elastisch sind und bei geringem Erwärmen flüssig werden. Sie werden mit Gelatine

Leimzubereitungen, Gallerten (Gelatinae)

(Knochenleim) oder pflanzlichen Schleimstoffen (Agar, Gummi arabicum, Traganth und Wasser oder Wasser und Glyzerin) bereitet.

Zinkleimverband Wichtig ist immer noch der „Zinkleim-Verband", der heute aber mit fertigen Zinkleimbinden angelegt wird. Größere Bedeutung haben die sogenannten „Gele". Das sind geleeartige Salben, die mit

Gele ten „Gele". Das sind geleeartige Salben, die mit Hilfe von Schleimstoffen hergestellt werden. Sie trocknen schnell auf der Haut ein und besitzen eine gute Hautverträglichkeit. Günstig ist auch, daß sie sich mit warmem Wasser abwaschen lassen.

Die Haltbarkeit wird durch entsprechende Konservierung erreicht.

Nährböden Zu erwähnen wäre noch die Verwendung der Gallerten zur Bereitung von Nährböden für bakteriologische Zwecke.

Linimente (Linimenta) Bei *Linimenten* handelt es sich um eine Arzneiform, die meistens Emulsionscharakter hat. Die hauptsächlichen Bestandteile sind Fette, Seifen, Ammoniak und Wasser. Vielfach werden noch andere hautreizende Zusätze gemacht. Sie werden zum

Einreibungen Einreiben verwendet und müssen vor Gebrauch umgeschüttelt werden. Linimente haben heute an Bedeutung verloren.

Am bekanntesten sind das Brand-Liniment und das Kampfer-Liniment. Es gibt aber auch noch einige Fertigpräparate.

Lösungen (Solutiones) Lösungsmittel: Gereinigtes Wasser Jede Auflösung eines Arzneistoffs in einer Flüssigkeit stellt eine *Lösung* dar. Das Lösungsmittel ist, wenn nicht besonders vorgeschrieben, gereinigtes Wasser (= destilliertes oder entmineralisiertes Wasser). Andere Lösungsmittel sind, z. B. Alkohole, fette

Löslichkeit Öle u. a., je nach der „Löslichkeit" des zu lösenden Arzneistoffs. Im Sprachgebrauch werden aber nicht alle Lösungen als „Lösung" bezeichnet, sondern es werden dafür auch Begriffe wie Liquor, Mixtur, Tinktur, Wässer, Spiritus, Öle benutzt. Eine häufig benutzte, wichtige, wäßrige Lösung ist die Physiologische Kochsalzlösung (= 0,9%ige Lösung von Kochsalz = Natriumchlorid in gereinigtem Wasser).

Alkoholische Jodlösung (Lösung von Jod in Ethylalkohol) früher fälschlicherweise Jodtinktur genannt; Kampferspiritus (Lösung von Kampfer in Ethylalkohol); Salizylöl (Lösung von Salizylsäure in Olivenöl). Infusionen, Injektionen, Augentropfen, Inhalate, Haarwässer u. a. stellen Lösungen dar.

Im ärztlichen Labor oder im Apothekenlabor gibt es zahlreiche Lösungen für chemische Untersuchungen. Sie werden als Reagenzlösungen bezeichnet. Zu besonderen Untersuchungszwecken dienen Farbstofflösungen, die meistens mit dem Namen des Autors versehen sind, z. B. Löfflers Methylenblaulösung. Zu Gehaltsbestimmungen dienen „Normallösungen".

Reagenzlösungen

Lösungen können verdunsten, auskristallisieren, trüb werden, schimmeln. Sie sind daher gut verschlossen aufzubewahren.

Lagerung von Lösungen

Der Begriff *Mixtur* ist eine althergebrachte Bezeichnung für Mischungen von Arzneistoffen, gleichwohl, ob sie fest, flüssig oder löslich sind.

Mixturen (Mixturae)

Wenn Arzneistoffe in einer Flüssigkeit nicht löslich sind, muß die Mixtur vor Gebrauch geschüttelt werden (s. Schüttelmixtur). Die Mixturen werden in der Apotheke frisch zubereitet. Die Haltbarkeit von flüssigen Mixturen ist begrenzt.

Schüttelmixtur

Teemischungen und Pulvermischungen sind Mixturen aus festen Stoffen.

Nasentropfen sind wäßrige oder ölige Lösungen oder Emulsionen, die mit Hilfe einer Pipette auf die Schleimhaut der Nasenhöhlen gebracht werden.

Nasentropfen

Die deutsche Bezeichnung für *Pastillen* heißt Täfelchen oder Plätzchen. Es handelt sich um eine Arzneiform, die man durch Ausstechen aus einer teigartigen Masse (Arzneistoff und Bindemittel) erhält, z. B. Salmiakpastillen (Pastillen zum Lutschen); „Halspastillen". Zur Herstellung der giftigen Sublimatlösung zur Desinfektion dienen die „Sublimat-Pastillen". Die Pastillen haben heute Tabletten- oder Drageeform und werden maschinell gefertigt.

Pastillen (Pastillae)

Halspastillen

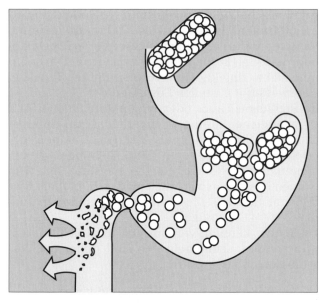

Abb. 12: Pellets im Magen-Darm-Trakt

**Pellets
(Kügelchen)**

Der Begriff „*pellet*" ist englisch und heißt auf deutsch: Kügelchen. Sie bestehen aus feinem, meistens pulverförmigem Material und werden durch Formung des angefeuchteten Gutes in Trommeln oder auf rotierenden, geneigten Tellern hergestellt.

Pellets werden meistens mit einem schwerdurchlässigen Film gleichmäßig überzogen und in Steckkapseln (s. S. 101) gefüllt.

Nach Einnahme löst sich die Gelatine-Kapsel im Magen-Darm-Trakt auf, die Pellets verteilen sich und geben ihren Wirkstoff langsam ab. Die Resorption durch die Darmwand erfolgt verzögert (siehe Abb. 12).

Mit einem schwer- bzw. halbdurchlässigen Film überzogene Pellets stellen eine neue Retardform dar.

Vorteile

Vorteile der Arzneiform „Pellets":

▷ Generell: Bessere Steuerung der Arzneistoffabgabe.

▷ Höhere Therapiesicherheit durch gleichmäßigere Blutspiegel durch weitgehende Unabhängigkeit von der Peristaltik des Gastro-Intestinal-Traktes.

▷ Höhere Therapiesicherheit durch Einsatz von Lösungsvermittlern.

▷ Verbesserung der Verträglichkeit von schleimhautreizenden Arzneistoffen durch Verringerung der lokalen Konzentration an der Magen-Darm-Schleimhaut, z. B. bei Einsatz von Kaliumchlorid.

Perlen

Unter *Perlen* versteht man Arzneizubereitungen in Form von kleinen Gelatinekapseln in Kugelform oder auch kleine Pastillen.

Pillen (Pilulae)

Pillen sind eine Arzneizubereitung in Kugelform. Sie werden aus Arzneistoffen mit Bindemitteln und Flüssigkeiten nach alter Apothekerkunst durch „Anstoßen" und „Ausrollen" auch heute noch in der Apotheke auf der althergebrachten „Pillenmaschine" von Hand gefertigt. Pillen sind zur oralen Anwendung bestimmt und sollen zwischen 0,1 und 0,25 g wiegen. Pillen werden ganz geschluckt. Hinsichtlich des Einnahme- bzw. Verabreichungsvorgangs gilt dasselbe wie bei den Tabletten beschrieben (s. auch S. 116 ff.).

Pillenmaschine

Frischarznei

Es handelt sich um eine individuell dosierbare Frischarznei, die nicht lange haltbar ist. Sie muß daher innerhalb einiger Wochen aufgebraucht werden. Aufbewahrung in gut verschlossenen Behältnissen (Schutz vor Feuchtigkeit und Zersetzung).

Die Haltbarkeit von Pillen kann durch Auftragen von entsprechenden Überzügen verlängert werden, was auch bei Pillen der pharmazeutischen Industrie durchgeführt wird.

Ersatz durch Steckkapseln

Die Arzneiform Pillen ist obsolet (veraltet). Man kann sie durch Herstellung von Kapseln (Steckkapseln) ersetzen.

Pinselungen

Mit *Pinselungen* bezeichnet man Lösungen oder Anschüttelungen von Arzneistoffen, die mit Hilfe eines Pinsels auf die Haut aufgetragen werden und manchmal in der Dermatologie noch Anwendung finden, z.B. Acetonteerpinselungen.

Puder

Als *Puder* bezeichnet man Pulver, die zur äußerlichen Anwendung auf die Haut oder auf Wunden bestimmt sind, z.B. Kinderpuder. Die Teilchengröße muß sehr klein und die Bestandteile müssen homogen miteinander vermischt sein.

Für besondere Fälle müssen sie keimfrei sein, d.h. sterilisiert werden. Stärke, besonders Reisstärke, Talk, Zinkoxid werden hauptsächlich als Grundstoffe benutzt.

Durch Beimengung unterschiedlicher Arzneistoffe entstehen Puder zu bestimmten Anwendungszwecken. Die Verabfolgung erfolgt in Streudosen.

Streudosen

Auch zahlreiche kosmetische Präparate werden in Form von Puder hergestellt.

Pulver (Pulveres)

Homogene Mischungen von fein, mittelfein oder grob gepulverten festen Arzneistoffen nennt man *Pulver*. Wenn sie lose in Pappschachteln oder Weithalsgläsern abgegeben werden, bezeichnet sie der Apotheker als „ungeteilt". Wird die Mischung der Pulverbestandteile durch Abwiegen in Einzelportionen gebracht, in Papierhülsen (= Pulverkapseln) gefüllt und durch Falten verschlossen, spricht er von „abgeteilten" Pulvern. Mit deren Hilfe kann dem Organismus eine genaue Arzneistoffmenge zugeführt werden.

Lose Pulver

Abgeteilte Pulver

Säfte (Succi)

Unter Saft versteht man bei den Lebensmitteln die durch Auspressen frischer Pflanzen oder Früchte gewonnene Flüssigkeit. Dem entsprechen einige arzneiliche *Säfte* aus Karotten, Sanddorn u.a., die allerdings zum Teil konserviert sind. In der Pharmazie werden aber auch andere Arzneizubereitungen als Saft bezeichnet, auch wenn sie ihrer Art nach Sirupe, Lösungen oder Suspensionen darstellen, z.B. Himbeersaft; Hustensaft; antibiotikahaltige Säfte u.a.

Hustensaft

Säfte eignen sich vor allem für ältere Patienten und Kinder, die nicht gut schlucken können.
Diese kommen hauptsächlich als „Trockensäfte", d.h. in Behältnissen, deren Pulver- oder Granulat-Inhalt in Wasser aufzulösen ist, in den Verkehr, z.B. Amoxypen, Baycillin, Panoral.

Trockensäfte

Bei *Salben,* Cremes und Pasten handelt es sich um streichbare Arzneizubereitungen, die zum Auftragen auf die Haut, Schleimhaut, Wunden oder zum Einreiben auf die Haut bestimmt sind.

Salben, Cremes, Pasten (Unguentum – Salbe)

Man kann die obengenannten Zubereitungen nach ihrer Konsistenz (Beschaffenheit), die von der Temperatur abhängig ist, gliedern. Bezugspunkt ist die Hauttemperatur:

Konsistenz

Cremes sind sehr weich. Meistens liegen Emulsionen vor. Sie finden vielfach auch in der Kosmetik Verwendung, z.B. bei Hautcreme.
Pasten (Pastae) haben eine relativ feste Beschaffenheit, da sie einen großen Anteil von pulverförmigen Bestandteilen enthalten. Sie dienen hauptsächlich zum Abdecken, z.B. Zinkpaste.
Nicht alle Pasten sind zum Auftragen auf die äußere Haut bestimmt. Es gibt auch Pasten zur Behandlung von Mundschleimhaut- und Zahnfleischentzündungen, z.B. Dontisolon D Mundheilpaste.
Zahnpasten dienen zur Zahnpflege.
Salben (Unguenta) haben halbfeste Konsistenz. Sie werden angewendet, um die darin enthaltenen Arzneistoffe mit der Haut in Kontakt zu bringen und dadurch eine Oberflächenwirkung zu erzielen (z.B. Dexpanthenol-Salbe) oder durch die Haut in den Blutkreislauf einzuschleusen (z.B. Isoket-Salbe).
Als Trägersubstanzen (Salbengrundlagen) kommen in Frage: Fette, Wachse, Wollwachs, Erdölprodukte (Vaseline, Paraffine); Glyzerin; Schleimstoffe, Wasser und in zunehmendem Maß synthetische Verbindungen wie Fettalkohole und Eucerin.

Trägersubstanzen

Die Herstellung erfolgt auch heute noch vielfach in der Apotheke aufgrund von Rezepten der Hautärzte. Die Abgabe geschieht in Kruken (Salbentöpfe).

Kruken

Tuben	Aus hygienischen und Haltbarkeitsgründen wird angestrebt, Salben nur noch in Tuben zu füllen und daraus anzuwenden.
Emulsionssalben	Mit Fetten oder mineralischen Fetten hergestellte Salben sind fettig und daher mit Wasser nicht abwaschbar. Eucerin und Wollwachs können große Mengen Wasser bzw. wäßrige Lösungen oder andere Flüssigkeiten aufnehmen und bilden Emulsionssalben, die tiefer in die Haut eindringen. Mit warmem Wasser sind sie relativ leicht wieder von der Haut entfernbar. Es gibt auch Salben, die mit Hilfe von Schleim- bzw. Quellstoffen eine Herstellung von Salben ohne Fettanteil, z. B. Tagescreme, erlauben und dadurch leicht mit Wasser abwaschbar sind.
Hautreizende Stoffe	Salben zum Einreiben enthalten vielfach hautreizende Stoffe, die in den zu behandelnden Hautbezirken hauptsächlich eine Hyperämie (Blutüberfüllung eines Organs) hervorrufen.
Schleime (Mucilagines) **Trägerstoffe**	In der Natur vorkommende *Schleimstoffe*, z. B. Agar-Agar, Gummi arabicum, Stärke, und auch synthetische Substanzen wie Zellulosederivate bilden mit Wasser oder Wasser-Glyzerin-Mischung Schleime. Man benutzt sie als Trägerstoffe (Grundlagen) für Cremes, Emulsionen, Gelee, Klistiere oder als Hüllmittel bzw. Gleitmittel, z. B. Katheterpurin. Arzneistoffe werden zugesetzt. Wichtig ist der Zusatz von Konservierungsmitteln, da Schleime gute Nährböden für Mikroorganismen sind und aus diesem Grund auch als Nährböden für bakteriologische Zwecke dienen.
Schüttel-mixturen (Lotiones) **„Vor Gebrauch schütteln"**	*Schüttelmixtur* ist die Bezeichnung für Flüssigkeiten, die darin nichtlösliche Arzneistoffe enthalten, z. B. Zinkschüttelmixtur. Meistens werden sie auf die Haut aufgetragen. Sehr wichtig ist, daß alle Schüttelmixturen unmittelbar vor der Anwendung kräftig geschüttelt werden, damit sich die nichtlöslichen Arzneistoffe homogen (gleichmäßig) verteilen und dadurch eine Unter- oder Überdosierung der Wirkstoffe vermieden wird.

Seren sind zur passiven Immunisierung dienende Arzneimittel. Sie enthalten in großen Mengen fertige Antikörper (Schutzkörper bzw. Abwehrstoffe) zur Prophylaxe gegen bestimmte Infektionen oder zur Heilung einer bestimmten Infektionskrankheit. Gewinnung: Benutzt wird das Serum (Blut ohne Blutkörperchen) von großen Tieren, meist Pferden, aber auch von Rindern und Hammeln, denen steigende Mengen von Toxoiden (entgiftete Toxine mit erhalten gebliebener immunisierender Wirkung) eingespritzt worden sind. Die Tiere werden also geimpft (aktiv immunisiert), d. h., man erzeugt durch Einspritzen von Toxoiden im Organismus der Tiere die oben erwähnten Antikörper. Man spricht von den antitoxischen Seren.

Seren (Sera)

Fertige Antikörper

Beispiele für antitoxische Seren:

Antitoxische Seren

■ Botulismus Antitoxin Behring-Polyvalentes Immunserum vom Pferd (zur Therapie von bakteriellen Lebensmittelvergiftungen, z. B. Fleisch- und Gemüsekonserven).

■ Diphtherie Antitoxin Behring-Serum vom Pferd.

■ Schlangengift-Immunserum   Behring-Serum vom Pferd.

Als fremdeiweißhaltige Lösungen rufen Seren vielfach allergische Reaktionen – bis hin zum sogenannten anaphylaktischen Schock – hervor. Man ist daher bestrebt, die Seren zu konzentrieren („1000fach") oder das Eiweiß möglichst zu entfernen („Fermo-Seren").

Fermo-Seren

Seit einigen Jahren sind hauptsächlich vom Menschen gewonnene Seren im Einsatz, die die erwähnten allergischen Reaktionen nicht hervorrufen und daher einen großen Fortschritt darstellen. Beispiel: Tetanus-Immunglobulin vom Menschen. Hinsichtlich der Aufbewahrung, Kontrolle usw. gelten die im Abschnitt „Impfstoffe" aufgeführten Vorschriften.

Immunglobuline vom Menschen

Sirupe sind flüssige Arzneizubereitungen, die aus Zucker und Wasser oder Zucker und Pflanzensäften unter Aufkochen hergestellt werden.

Sirupe (Sirupi)

111

Sie besitzen einen hohen Zuckergehalt und sind dadurch meistens ohne Konservierungsmittel haltbar. Andere Arzneistoffe können den Sirupen zugefügt werden, z.B. für die Herstellung von Hustensirup (Hustensaft). Altbekannte Sirupe sind: Himbeersirup, Kirschsirup, Thymiansirup u.a. Die beiden erstgenannten Sirupe werden in der Apotheke hauptsächlich zur Geschmacksverbesserung von unangenehm schmeckenden Arzneimitteln eingesetzt.

**Geschmacks-
verbesserung**

Sprays

Unter *Sprays* versteht man im allgemeinen Flüssigkeiten zum Zerstäuben.

Aerosole

Eine andere Bezeichnung für Sprays sind „Aerosole", die aus kolloidal verteilten, unsichtbaren, festen oder flüssigen Schwebestoffen in Luft und anderen Gasen bestehen.
Man unterscheidet zwei Aerosol-Typen: Staubaerosole (fest/gasförmig) und Nebelaerosole (flüssig/gasförmig).

Sprühdosen

Sie werden in Sprühdosen (Blechdosen besonderer Bauart, siehe Abb. 13) untergebracht und stehen unter Gasdruck.
Durch Öffnen des Ventilsystems treten die Aerosole feinst verteilt aus und erzeugen auf der Haut oder Schleimhaut einen feinen Arzneistoff-Film. Bei Sprays für den Nasen-, Mund- und Rachenraum ist die Teilchengröße so groß bemessen, daß sie nicht in die Lunge gelangen.

Arzneistoff-Film

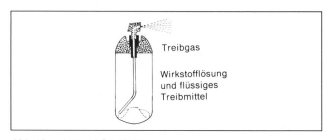

Abb. 13: Aerosol-Sprühdose

Zur Einbringung in die Lunge (Inhalation) müssen die Teilchen kleiner sein, d.h. so groß, daß sie in der Lunge zurückgehalten werden.

Auch zu kosmetischen und technischen Zwecken sowie zur Ungeziefervertilgung haben sich Sprays bestens bewährt. Bestechend ist auch die einfache technische Anwendung. Ebenso vorteilhaft ist die rasche Resorption auf Grund der sehr kleinen Arzneistoffteilchen und die dichte, vor Verschmutzung geschützte Aufbewahrung in der Spraydose.

Nachteilig sind sicherlich der relativ hohe Preis, die Explosionsgefahr und teilweise Brennbarkeit bei unsachgemäßer Lagerung.

Hinzu kommt, daß als Treibgase bisher hauptsächlich . Fluorchlorkohlenwasserstoffe, FCKW, im Handel als Frigene oder Freone, dienten. **Fluorchlorkohlenwasserstoffe, FCKW**

Diese chemischen Verbindungen mit niedrigem Siedepunkt werden beim Austreten aus der Sprühdose gasförmig, steigen auf und zerstören die Ozonschicht der Erde. **Ozonschicht**

Dadurch kann vermehrt UV-Strahlung auf die Oberfläche der Erde einwirken, deren Folgen, z.B. vermehrte Hautkrebsbildung u.a., für alle Lebewesen unabsehbar sind.

Durch Verordnung wurde verfügt, daß Fluorchlorkohlenwasserstoffe als Treibmittel sowie für andere technische Zwecke, z.B. als Kühl-, Kälte-, Reinigungs- und Lösungsmittel, stufenweise durch weniger für die Umwelt gefährliche Chemikalien ersetzt werden müssen.

Bis 1995 muß die Verwendung ganz eingestellt werden, obwohl bis heute für die optimalen FCKW-Treibgase für Arzneimittel – sie sind inert, nicht brennbar und zeigen kaum Nebenwirkungen – noch kein ebenbürtiger Ersatz gefunden wurde.

Lagerungsvorschriften: Bei Raumtemperatur, möglichst kühl. Vor direkter Sonnenbestrahlung schützen bzw. keinen Temperaturen von über 50°C aussetzen und von offenen Flammen fernhalten. **Lagerung**

Noch nicht sehr lange sind auch sogenannte Dosiersprays im Handel, z.B. gegen asthmatische Be- **Dosiersprays**

113

schwerden oder Schnupfen. Diese sind mit einem neuartigen Dosiermechanismus ausgerüstet, aus welchem nach Betätigung eine bestimmte Menge Sprühnebel austritt. Der genau dosierte Sprühnebel benetzt bei gleichem Sprühabstand eine bestimmte Haut- bzw. Schleimhautfläche und stellt sicher, daß bei jeder Anwendung die gleiche Wirkstoffmenge versprüht bzw. zur Wirkung kommt. Auf diese Weise kann sich der Patient selbst bei wiederholter Anwendung besser überwachen, daß weder zuviel noch zu wenig Arzneistoff an den Wirkort gelangt.

Stäbchen, Stifte (Styli)

Stäbchen: Stangenförmige Zubereitung, wenige Millimeter im Durchmesser, aus Arzneistoff allein oder mit Hilfe von Bindemitteln bzw. Trägerstoffen hergestellt. Arzneistoff allein enthalten z.B. die

Höllensteinstifte

Höllenstein- (Silbernitrat), Alaun- und die Mentholstifte.

Styli zur Einführung in die Harnröhre oder Scheide bestehen aus Suppositorienmasse (halbsynthetische Fette) als Trägerstoff und Arzneistoff.

Lippenstifte werden aus Wachsen und ähnlichen Stoffen, evtl. mit Farbstoffzusätzen, gefertigt.

Höllenstein- und Alaunstifte sind vor Anwendung mit Wasser anzufeuchten.

Suspensionen (Aufschwemmungen)

Aufschwemmen (dispergieren) von festen Partikeln (Teilchen) in einer Flüssigkeit, in der sie nicht löslich sind, führt zu einer *Suspension.* Zugefügte Quellstoffe helfen dazu, daß die kleinen Arzneistoffteilchen in Schwebe gehalten werden.

Bei langem Stehen setzen sich die Arzneistoffe dennoch ab. Daher ist wie bei den Schüttelmixturen „Vor Gebrauch schütteln!" Vorschrift.

Tabletten (Tabulettae, Compressi)

Tabletten sind feste, verschieden geformte (flache oder gewölbte, meist kreisrunde) Arzneizubereitungen, die in der Regel unter Zusatz von Füll-, Binde-, Spreng-, Gleitmitteln oder anderen Hilfsstoffen durch Pressen hergestellt werden. Diese Hilfsmittel für die Tablettenherstellung müssen physiologisch indifferent sein, d. h. sie dürfen keine Arzneiwirkung haben.

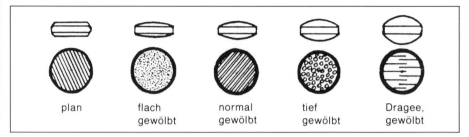

| plan | flach gewölbt | normal gewölbt | tief gewölbt | Dragee, gewölbt |

Abb. 14:   *Tablettenformen*

Tabletten sind zur oralen Anwendung bestimmt. Die gleiche Bezeichnung wird allerdings auch für Tabletten benutzt, die nicht oral angewendet werden, z.B. Tabletten zur Implantation, zur Herstellung von Lösungen (z.B. zur Injektion) und Vaginaltabletten.

Bei Tabletten zur oralen Applikation unterscheidet man:
nichtüberzogene Tabletten, **Tablettensorten**
Brausetabletten,
überzogene Tabletten (auch als Dragee bezeichnet), magensaftresistent überzogene Tabletten, z.B. Filmtabletten, Tabletten mit verzögerter Wirkstoffabgabe (siehe auch „Depot-Arzneimittel"), Tabletten zur Anwendung im Mund- und Rachenraum.

Vorteile der Tablette: genaue Dosierung, gute Halt- **Vorteile** barkeit, leichte Verpackungs- und Mitführmöglichkeit. Nicht zuletzt hat auch die einfache Anwendungsweise die Tablette zu einer der am meisten benutzten Arzneiform werden lassen.

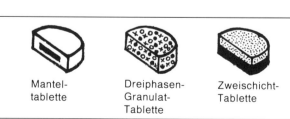

| Mantel-tablette | Dreiphasen-Granulat-Tablette | Zweischicht-Tablette |

Abb. 15:   *Sonderformen von Tabletten*

115

Anwendungsart

Es ist klar, daß Tabletten je nach dem zu erreichenden Zweck angewendet werden.

Tabletten (nicht Depot-Tabletten, s. auch S. 88) läßt man in genügend Trinkflüssigkeit zerfallen oder legt sie auf die Zunge und trinkt reichlich Flüssigkeit nach.

Genügend bzw. reichlich heißt, daß die genannte Arzneiform mit mindestens 100 ml Flüssigkeit hinuntergeschluckt werden soll.

Besonders geeignet für eine Arzneimitteleinnahme sind Leitungswasser und natriumarme Mineralwässer sowie leichte Früchtetees.

Ungeeignet sind Fruchtsäfte, Milch, Schwarztee und alle alkoholischen Getränke. Alkohol kann die Wirkung von Arzneimitteln ungewollt verstärken, z.B. von Beruhigungs- und Schlafmitteln, Mittel gegen Depressionen u.a. (siehe auch S. 223). Säfte, Milch und Schwarztee können mit manchen Medikamenten unerwünschte Verbindungen eingehen und die Arzneimittelwirkung dadurch beeinträchtigen.

Alle festen Arzneimittel (Dragees, Kapseln, Tabletten) müssen in aufrechter Haltung geschluckt werden. Bettlägrige Patienten sollten die genannten Arzneiformen nicht im Liegen, sondern nach Möglichkeit im Sitzen einnehmen. Die Arzneimittel können so die Speiseröhre am besten und schnellstens passieren und ungehindert in den Magen gelangen.

Der Patient sollte mindestens 90 Sekunden nach der Arzneimitteleinnahme in aufrechter Position verbleiben. Bettlägrige Patienten oder solche mit Schluckstörungen sollten Arzneimittel in flüssiger Form erhalten.

Diese Vorschrift ist durch folgende Kenntnisse und Erfahrungen begründet:

Die Oberfläche der Speiseröhre ist gegen aggressive Substanzen weniger gut geschützt als die Magenschleimhaut. Die Wirkstoffe zahlreicher Medikamente können hier schleimhautschädigend wirken.

**Schleimhaut-
schädigung**

Untersuchungen an Patienten, die wegen Geschwüren der Speiseröhre behandelt wurden, haben ergeben, daß sie in den meisten Fällen am späten Abend Medikamente, z.B. Antibiotika mit wenig Flüssigkeit, eingenommen hatten. Bereits in der Nacht erwachten sie mit heftigen Schmerzen in der Brust (hinter dem Brustbein).

Innerhalb von 10 bis 14 Tagen heilten die Geschwüre ohne Folgen ab.

Aus diesen Beobachtungen kann man den Schluß ziehen, daß viele feste Arzneiformen im Liegen und/oder mit wenig Flüssigkeit eingenommen, über längere Zeit in der Speiseröhre liegenbleiben und lokale Schleimhautschädigungen in Form von Geschwüren hervorrufen können.

Brausetabletten löst man auf und trinkt die entstandene Lösung.

Lutschtabletten dienen meistens zur Mund- und Rachendesinfektion; unter der Zunge (sublingual) oder in der Wangentasche (buccal) läßt man Tabletten zergehen, deren Wirkstoffe durch die Schleimhaut resorbiert werden sollen, d.h. sonst durch die Säureeinwirkung des Magens zerstört werden würden.

Filmtabletten (Lacktabletten) werden auch als Lacktabletten oder Filmdragees bezeichnet. Es sind Preßlinge, die eine gehärtete und geglättete Oberfläche aufweisen, die durch Überzüge aus Kunststoffen, z.B. aus Acrylestern, zustande kommt. Filmtabletten verdrängen immer mehr den Gebrauch von Dragees, da sie ohne Zuckerüberzüge und Farbstoffzusätze hergestellt werden können. Die Wirkstofffreisetzung erfolgt praktisch gleich wie bei den nicht überzogenen Formen. Durch Auswahl der Lacke können sie auch magensaftresistent angefertigt werden.

Dragees, Kapseln, Pillen Tabletten und Dragees, aber auch Kapseln und Pillen mit den Bezeichnungen Depot, retard, long, protahiert oder magensaftresistent müssen im ganzen geschluckt werden.

Sie dürfen also nicht zerbrochen oder geteilt, zerkaut oder in Flüssigkeit aufgelöst zu sich genommen werden.

Es gibt aber auch Ausnahmen und zwar Depotzubereitungen, die zu ihrer leichteren Schluckbarkeit sogar geteilt werden müssen oder sogar in Wasser dispergiert (verteilt) werden können, ohne dabei ihre Retardfunktion zu verlieren.

Einnahmemodus (Art und Weise) von magensaftresistenten Zubereitungen (Dragees, Kapseln, Tabletten):

Zahlreiche Arzneimittel, z.B. Mittel gegen Rheuma, Verstopfung, Enzympräparate und Depressionen sind in einer besonderen Form im Handel bzw. werden den Patienten verordnet. Sie sind mit einer sogenannten magensaftresistenten Schutzhülle überzogen. Damit wird erreicht, daß sich solche Zubereitungen erst im Dünndarm lösen und dort ihre Wirkstoffe freigeben. Es wird einerseits die Einwirkung des aggressiven Magensaftes (Salzsäure) auf die oft säureempfindlichen Wirkstoffe vermieden und andererseits kommt die Magenschleimhaut nicht mit den Inhaltsstoffen in Berührung, die sie schädigen können. Bisher galt für „magensaftresistente" oder „dünndarmlösliche" Arzneimittel meist die Einnahmeregel, die verordnete Dosis zusammen mit dem Essen zu schlucken. Neueste Untersuchungen ergaben, daß die mit einer Schutzhülle umgebenen Dragees, Kapseln oder Tabletten (vielfach auch Retardpräparate) als unverdaulich im Magen zurückbleiben und daher nicht mit dem vom Magensaft vorverdauten Nahrungsbrei in den Dünndarm gelangen. So können sich im Laufe eines Tages, besonders, wenn Zwischenmahlzeiten eingenommen werden, die gewissenhaft zugeführten Medikamente regelrecht stauen. Diesen Vorgang kann man umgehen, indem der Patient länger als zwei Stunden überhaupt nichts zu sich nimmt. Dann nämlich befördert der Magen auch die liegengebliebenen Medikamente endlich dorthin, wo sie hingehören – in den Dünn-

Magensaftresistente Zubereitungen

darm. Nach neuesten Empfehlungen werden magensaftresistente, dünndarmlösliche Zubereitungen morgens nüchtern und tagsüber zwischen den Mahlzeiten eingenommen. Auf leeren Magen geschluckte Präparate gelangen spätestens nach 70 Minuten in den Dünndarm. Beachten muß man außerdem den natürlichen Rhythmus der Magentätigkeit. Nachts ruht dieses Organ und Arzneimittel mit Depotwirkung bleiben ebenso wie andere unverdauliche oder schwer verdauliche Nahrungsmittel solange liegen, bis der Magen am nächsten Morgen seine Verdauungsarbeit wieder aufnimmt.

In jedem Fall gibt die Gebrauchsinformation des Herstellers die verbindliche Aussage über das Einnahmeverfahren.

Gebrauchsinformation

Vaginaltabletten sind zur Einführung in die Scheide bestimmt.

Zur besseren Unterscheidung tragen heute viele Tablettensorten auf jeder einzelnen Tablette durch Aufdruck oder Einprägung ihren Namen. Oft ist nur ein Kenn- oder ein Firmenzeichen vorhanden. Leider sind aber noch Tabletten im Handel, die gar nicht gekennzeichnet sind.

Viele Tabletten haben eine oder zwei Teilungsrillen, die Halbierung oder die Vierteilung ermöglichen.

Teilungsrille

Es gibt zahlreiche Tablettensorten, die zwar mit gleichem Namen, aber verschiedener Stärke in den Handel kommen, was zu beachten ist, z.B. Codein Compretten 0,03 und 0,05 g.

Tabletten sind vor Feuchtigkeit, Wärme und starken Erschütterungen zu schützen. Fleckigwerden, Verfärbungen oder Zerfall deuten auf Verdorbenheit.

Lagerung

Seit einiger Zeit verpacken viele Firmen jede Tablette einzeln in Folien, d.h. es entsteht durch Einsiegeln ein luftdichtes Behältnis, welches den aufgedruckten Namen der Tablette trägt. Wenn die Einzelbehältnisse zusammenhängen bzw. zusammengeheftet sind, spricht man von Blisterpackun-

Blisterpackungen

119

gen, die auch zur „Kindersicherung" dienen, andererseits aber auch älteren Patienten oft Entnahmeschwierigkeiten bereiten können.

Vorteile

Diese Verpackungsform ergibt folgende Vorteile:
▷ die Einzeldosen sind hygienisch verpackt und gekennzeichnet,
▷ sie ist bruchsicher und schließt Verunreinigungen aus,
▷ sie fördert die Haltbarkeit und trägt zur schnellen Identifizierung bei.

Tabletten-bezeichnungen

Einige Firmen nennen ihre Tabletten: „Compretten"; „Tablets"; „Tabs"; ...-etten (als Endung eines geschützten Namens).

Wenn Tabletten durch Kauen eingenommen werden können, werden sie als Kautabletten bezeichnet, z.B. Aspirin Kautabletten.

„Tabs" ist die moderne Kurzform für moderne Tabletten.

Eine allgemeingültige Tabs-Definition gibt es jedoch (noch) nicht. Man versteht darunter Tabletten, die in Wasser sehr schnell zerfallen und dabei eine gut trinkbare Suspension (Aufschwemmung) zur peroralen (syn. per os, d.h. Einnahme von Arzneimitteln durch den Mund) Applikation (Anwendung) bieten.

Tabs können sowohl die Compliance (s. S. 126) als auch die Bioverfügbarkeit (vgl. Arzneimittellehre Spezieller Teil, Aufgaben und Inhalte der Pharmakologie) eines Präparates erheblich verbessern.

Beispiel für die Non-Compliance bzw. Compliance: Manche Antibiotika-Tabletten sind so groß, daß selbst Erwachsene vor der Einnahme zurückschrecken.

Trinkbare Suspension

Hier sind die Tabs, die sich in Wasser schnell zu einer trinkbaren Suspension auflösen, eine erhebliche Erleichterung für den Patienten mit Schluckbeschwerden und fördern seine Mitwirkung an der Therapie.

„Snap Tab"

Eine neuere Tablettenform ist die „Snap Tab" Tablette. Sie hat die Gestalt eines Uhrglases und ist dadurch leichter teilbar. Nach Auflegen der Tablette, z.B. auf den Tisch, genügt ein leichter Druck für die Teilung, was besonders für Rheumapatienten mit Bewegungseinschränkungen der Hand bzw. der Finger von Bedeutung ist.

Teegemische bestehen aus ganzen, zerquetschten oder zerkleinerten Drogen, denen andere Arzneistoffe zugemischt sein können, zum Beispiel Abführtee – Species laxantes; Harntreibender Tee – Species diureticae; Hustentee – Species pectorales; Blasen- und Nierentee – Species urologicae. Die Zubereitung erfolgt als Aufguß (Tee). Eine moderne Form des Tees ist der Aufgußbeutel, die leichtlöslichen, pulverförmigen oder in Form von Körnern vorliegenden Teekonzentrate.

Teegemische (Species)

Tinkturen sind mit Hilfe von Flüssigkeiten hergestellte Auszüge aus Drogen oder Arzneifrischpflanzen.

Tinkturen (Tincturae)

Als Auszugsmittel kommen hauptsächlich Ethanol verschiedener Konzentration, aber auch Wasser, Glyzerin und Ether in Frage. Die zu extrahierenden Drogen werden in einem Weithals-Ansatzgefäß (Maulaffe) mit der Extraktionsflüssigkeit übergossen und unter wiederholtem Umrühren bzw. Umschütteln 5 Tage lang stehengelassen, abgepreßt und filtriert. Arznei- und Farbstoffe der Droge gehen dabei in das Lösungsmittel über (die lateinische Bezeichnung Tinctura heißt „gefärbter Auszug").

Herstellung

Tinkturen werden meistens tropfenweise eingenommen, z.B. Baldriantinktur. Es gibt aber auch Tinkturen, die hauptsächlich „äußerlich", d.h. auf die Haut aufgetragen werden, z.B. Arnikatinktur. Vor einigen Jahren noch wurden einige Lösungen als Tinkturen bezeichnet, z.B. Jodtinktur. Richtigerweise wurde im heute gültigen Arzneibuch die Bezeichnung dafür in „alkoholische Jodlösung" umgeändert.

Zum Teil sind Tinkturen brennbar. Sie müssen kühl und gut verschlossen aufbewahrt werden.

Lagerung

Tropfen
(Guttae)

Tropfen nennt man flüssige Arzneizubereitungen, hauptsächlich konzentrierte Lösungen von Arzneistoffen, die aus Tropfflaschen tropfenweise zur Anwendung kommen. Gut einnehmbar, daher beliebt bei vielen Patienten. Mit ihnen kann meistens eine relativ große Arzneistoffmenge in einem kleinen Flüssigkeitsvolumen dem Organismus zugeführt werden. Vorteilhaft bei der Anwendung von Tropfen ist die individuelle Dosiermöglichkeit.

Glasstäbchen, Pipetten, Kunststoffeinsätze, die in den Verschluß oder den Flaschenhals eingearbeitet sind, erleichtern das Tropfen bzw. das Zählen der einzunehmenden Tropfenmenge.

Nicht zum Einnehmen bestimmte Tropfen sind: Augentropfen, Nasentropfen und Ohrentropfen.

Medizinische
Wässer
(Aquae medicatae)

Bei den „Wässern" sind die Mineralwässer von den in der Apotheke zubereiteten Wässern zu unterscheiden. Die Mineralwässer werden in zwei Gruppen eingeteilt:
a) natürliche Mineralwässer,
b) künstliche Mineralwässer.

Natürliche
Mineralwässer

Natürliche Mineralwässer
sind Quellwässer, die beim Durchgang durch die Erde mindestens 1000 mg/kg an Salzen (Mineralien) oder 250 mg/kg freies Kohlendioxid enthalten und am Quellort in die für die Verbraucher bestimmten Gefäße abgefüllt werden.

Auf Grund der Inhaltsstoffe teilt man sie in Gruppen ein: z.B. Säuerlinge, Eisenquellen; erdige Quellen, Kochsalzquellen, Jodquellen, Arsenwässer; radioaktive Quellen; Bitterquellen; Schwefelquellen; alkalische Quellen.

Die Namen der Mineralwässer deuten auf die Fundorte hin, z.B. Dürkheimer Maxquelle. Sie besitzen auf Grund ihres Mineralgehaltes oft Heilwirkungen bei bestimmten Krankheiten und werden zu Trink- oder Badekuren verwendet.

Vorsicht ist allerdings besonders bei alten Menschen geboten, wenn sie beispielsweise an Bluthochdruck, Nierenkrankheiten, Magen-Darm-Störungen oder auch krankhaften Wassereinlagerungen leiden. Diese Erkrankungen erfordern einen behutsamen Umgang mit Mineralwässern, und in solchen Fällen sollte der Arzt befragt werden, welches spezielle Mineralwasser und welche Mengen unbedenklich getrunken werden können.

Künstliche Mineralwässer
stellt man aus reinem Wasser oder einem Gemisch von Wasser und Salzen durch Imprägnieren mit Kohlendioxid her. Sie finden weniger als Heilmittel Verwendung und werden meistens als Tafelwässer in den Handel gebracht, weil sie erfrischende und durstlöschende Eigenschaften haben.
Aufbewahrung: Flaschen liegend, kühl und dunkel!

Künstliche Mineralwässer

Bei den in der Apotheke zubereiteten Wässern handelt es sich meistens um sehr verdünnte Arzneistofflösungen, z.B. Kalkwasser, insbesondere solche aus Drogen, die ätherisches Öl enthalten, z.B. Fenchelwasser, Rosenwasser.
Aufbewahrung: verschlossen, bei Zimmertemperatur.

Wein ist ein aus Trauben durch die alkoholische Gärung gewonnenes Getränk. Es enthält hauptsächlich Ethanol, Säure, Mineralien und Aromastoffe.

Weine (Vina)

Weine, besonders Südweine wie Malaga, Samos, Tokayer, werden schon von altersher in kleinen Mengen, vor allem in der Rekonvaleszenz, als „Stärkungsmittel" verwendet, da Ethanol den Stoffwechsel anregt. Aber auch als Arzneistoffträger findet man ebenfalls Weine. Drogen wie Chinarinde oder Condurangorinde werden mit Südwein angesetzt (extrahiert), und man erhält bitterstoffhaltige Weine, die den Appetit anregen. Eine ähnliche Zubereitung ist der Pepsinwein, der besonders von älteren Patienten bei Verdauungsschwäche geschätzt wird.
Kühl, liegend und verschlossen aufbewahren.

**Zäpfchen
(Suppositorien)**

Zäpfchen (Suppositorien) sind torpedo-, walzen- oder kegelförmige, längliche Zubereitungen (Abb. 18), die aus einer bei Zimmertemperatur festen, bei Körpertemperatur schmelzenden Masse bestehen und zur Einführung in den Mastdarm oder in die Scheide bestimmt sind.

Gewicht

Ihr Gewicht beträgt in der Regel 2 g. Zäpfchen für Säuglinge und Kinder wiegen 1 g, während Suppositorien zur vaginalen Anwendung (Globuli) meist ein Gewicht von 3 g haben. Bevorzugte Verwendung findet heute die „Torpedoform". Als Grundmasse dienen bestimmte Fette.

Früher stand dafür nur Kakaobutter zur Verfügung, während heute halbsynthetische Fette mit günstigeren Eigenschaften benutzt werden können.

Die in die Suppositorienmasse eingearbeiteten Arzneistoffe kommen im Mastdarm zur Resorption und über die untere Hohlvene in den Blutkreislauf. Damit wird die primäre Leberpassage über die Pfortader größtenteils umgangen, d.h., der zeitliche Wirkungseintritt kann dadurch verkürzt werden, was, z.B. bei schmerzstillenden oder beruhigenden Zäpfchen, sehr wünschenswert ist. Vorteilhaft bzw.

Vorteile

sogar notwendig ist die Anwendung von Suppositorien bei Patienten, die erbrechen oder leicht zum Erbrechen neigen oder sich leicht verschlucken, was besonders bei Kindern oder älteren Patienten

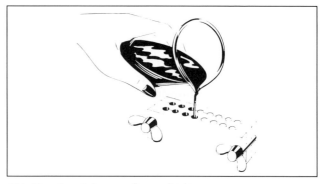

Abb. 16: Ausgießen von Suppositorien

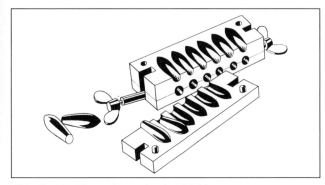

Abb.17: Geöffnete Suppositorien-Gießform

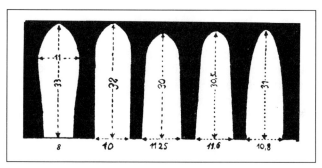

Abb.18: Suppositorienformen

oft der Fall ist. Häufig kann durch Anwendung eines Suppositoriums eine Injektion erspart werden. In manchen Fällen wird allerdings nur lokale Einwirkung beabsichtigt, z.B. bei Anwendung von Glyzerinzäpfchen, die zum Abführen dienen, oder bei Anwendung von Hämorrhoidalsuppositorien, bei denen eine Tiefenwirkung nicht erforderlich ist. Mit Hilfe von Suppositorien besteht die Möglichkeit der individuellen Dosierung und Kombination von Arzneistoffen, z.B. bezogen auf das Gewicht und Alter des Patienten, wenn sie durch den Arzt rezeptiert und in der Apotheke hergestellt werden. Jedes Zäpfchen ist heute einzeln verpackt (in Folie eingesiegelt oder in anderen Kunststoffhüllen) und trägt die entsprechende Bezeichnung.

Zäpfchen-Verpackungen

Die Handhabung von Zäpfchen-Verpackungen bereitet sehr vielen Patienten mit chronischer Polyarthritis (s. auch Arzneimittellehre Spezieller Teil, Kapitel 5, Analgetiker/Antirheumatiker) erhebliche Probleme durch Bewegung und Funktionseinschränkung der Hände.

Butterfly Pack

Vor kurzem wurde daher eine neue Form der Verpackung entwickelt: das „Butterfly Pack", das u.a. durch perforierte Öffnungsnähte eine leichtere Handhabung verspricht.

Suppositorien können im allgemeinen bei Zimmertemperatur aufbewahrt werden. Jedoch sollte die Lagertemperatur nicht über 30°C betragen.

Therapeutische Systeme

Eigenschaften konventioneller Darreichungsformen:

Die meisten vom Patienten anzuwendenden Darreichungsformen sind mit dem Problem der kurzen Wirkungsdauer behaftet.

Optimale Arzneistoffspiegel werden nur für kurze Zeit erreicht. Meistens schwanken sie zwischen Über- und Unterdosierung (siehe Schema).

Um Krankheiten bzw. deren Symptome zu beeinflussen, ist daher eine hohe Anwendungshäufigkeit erforderlich. Daraus resultiert oft eine mangelhafte

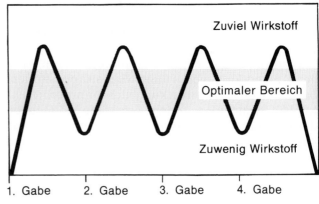

Abb. 19: Schematische Darstellung der Wirkung herkömmlicher Arzneimittel

Compliance (siehe auch Spez. Teil) des Patienten und bei überhöhten Wirkstoffspiegeln das verstärkte Auftreten von Nebenwirkungen.

Diese und auch noch andere Nachteile der herkömmlichen Arzneiformen konnten durch Erfindung von „Therapeutischen Systemen" wesentlich reduziert werden.

Therapeutische Systeme:
Unter einem therapeutischen System versteht man eine Darreichungsform, die den Arzneistoff kontinuierlich über einen bestimmten Zeitraum in einer bestimmten Menge an ein Zielorgan abgibt.

Definition

Beispiele für therapeutische Systeme:
Man unterscheidet die lokale und systemische Anwendung.

Lokale Anwendung:
Schon seit längerer Zeit gibt es ein therapeutisches System in Form eines Intrauterinpessars. Es ist ein lokales hormonales Kontrazeptivum und besteht aus einem Kunststoffkörper mit einem Hormonreservoir (Progesteron).

Dieses System wird vom Arzt in die Gebärmutter eingesetzt und entfaltet dort den kontrazeptiven Effekt.

Präparat: Biograviplan, Progestasert.

Systemische Anwendung:
Neu ist die Erfindung von transdermalen therapeutischen Systemen (TTS) in Form von Membranpflastern.

Transdermale therapeutische Systeme Membranpflaster

Mit deren Hilfe besteht die Möglichkeit, über die Haut den oder die Arzneistoffe in den Körper einzuschleusen.

Während bei peroraler Gabe eines Medikaments die maximal ausnutzbare Transitzeit auf wenige Stunden begrenzt ist und die Resorptionsverhältnisse außerdem starken Schwankungen unterliegen, kann bei Arzneimitteln mit hohem „First pass"-Metabolismus („First pass"-Effekt s. Arzneimittellehre Spezieller Teil, Aufgaben und Inhalte der Pharmakologie) die absolute Bioverfügbarkeit (s.

Arzneimittellehre Spezieller Teil, Aufgaben und Inhalte der Pharmakologie) um das 10- bis 20fache gesteigert werden.

Untersuchungen zeigen für die Arzneiform „Pflaster" sowohl hohe Wirksamkeit als auch Akzeptanz.

Aufbau eines Membranpflasters

Sie bestehen aus vier Komponenten:
▷ Arzneistoff bzw. Arzneistoffen,
▷ Arzneistoffabgabeeinheit,
▷ Plattform,
▷ Therapeutisches Programm.

Anwendungsbeispiele sind
▷ das Nikotinpflaster (Nikotinell TTS)
    (s. auch Arzneimittellehre Spezieller Teil, Kapitel 38),
▷ das Nitroglycerinpflaster (deponit, Nitroderm TTS)
    (s. auch Arzneimittellehre Spezieller Teil, Aufgaben und Inhalte der Pharmakologie),
▷ das Scopolaminpflaster (Scopoderm TTS)
    (s. auch Arzneimittellehre Spezieller Teil, Kapitel 13).
Hierher gehören auch die transnasalen (über die Nasenschleimhaut) anwendbaren Darreichungsformen, z.B. die Cromoglycinsäure (Intal) (s. auch Arzneimittellehre Spezieller Teil, Kapitel 7) und das Buserelin (Suprefact) (s. auch Arzneimittellehre Spezieller Teil, Kapitel 49).

Vorteile

Vorteile der therapeutischen Systeme:
▷ gleichmäßige, langanhaltende Wirkung,
▷ der „first pass"-Effekt ist kleiner,
▷ dadurch Reduzierung der Arzneistoffmenge,
▷ gleichmäßige langanhaltende Wirkung,
▷ keine Belastung des Gastrointestinaltraktes,
▷ Nebenwirkungen werden reduziert,
▷ Wechselwirkungen (Interaktionen) werden vermieden,
▷ verbesserte Patientencompliance durch reduzierte Anwendungshäufigkeit,
▷ insgesamt erhöhte Sicherheit der medikamentösen Therapie.

Grenzen der transdermalen therapeutischen Systeme:

Grenzen

▷ die Langzeitverträglichkeit auf der Haut kann begrenzt sein,

▷ eine Dauermedikation kann zur Gewöhnung oder Wirkstoffkumulation im Organismus führen,

▷ nicht alle Wirkstoffe sind für eine transdermale Applikation geeignet,

▷ zur Zeit sind transdermale therapeutische Systeme noch relativ teuer.

Wiederholungsfragen   **?**

① Nennen Sie einige Faktoren, die für die Art der Arzneiform wichtig sind!
② An was erkennt man eine Arznei, die in der Apotheke hergestellt worden ist?
③ Nennen Sie einige Arzneiformen!
   ☐ Nennen Sie die drei Bezeichnungen der wäßrigen Drogenauszüge!
   ☐ Was sind Ampullen?
   ☐ Wie werden Augentropfen verabreicht?
   ☐ Was bedeutet „Depot-Arzneimittel"?
   ☐ Worin unterscheiden sich Impfstoffe von Seren?
   ☐ Wie werden Infusionen und Injektionen verabreicht?
   ☐ Wozu dienen Infusionen, wozu Injektionen?
   ☐ Wann verabreicht man Inhalate?
   ☐ Was verstehen Sie unter einem Klistier?
   ☐ Was ist eine Lösung, und welches Lösungsmittel wird zur Herstellung einer Lösung am meisten verwendet?
   ☐ Was sind Puder?
   ☐ Welcher relativ leicht erkennbare Unterschied besteht zwischen einer Salbe und einer Paste?
   ☐ Zu welcher Anwendung sind Tabletten bestimmt?
   ☐ Welche Vorteile haben Tabletten?
   ☐ Was sind Tinkturen?
   ☐ Welche Wässer kennen Sie?
   ☐ Warum werden Zäpfchen in den Mastdarm oder in die Scheide eingeführt?
④ Was versteht man unter einem „Therapeutischen System"?
⑤ Welche Vorteile haben „Therapeutische Systeme"?
   Nennen Sie ein Beispiel (Präparat) für ein transdermales therapeutisches System!

III. Umgang mit Arzneimitteln

Arzneimittelbezeichnungen

In der Medizin und Pharmazie gibt es sehr viele Fachausdrücke. Man spricht von einer eigenen Nomenklatur bzw. Terminologie. Darunter versteht man die Zusammenstellung von Fachausdrücken bzw. die Gesamtheit der in einem Fachgebiet üblichen Fachwörter.

Nomenklatur Terminologie

Sie ist in den meisten Fällen lateinisch.

Auch in der Apotheke sind die Bezeichnungen auf den Behältnissen (Standgefäßen), in denen Drogen und Chemikalien aufbewahrt werden, sowie die meisten Bezeichnungen von Arzneistoffen der lateinischen oder griechischen Sprache entnommen oder danach gebildet worden.

Latein war die Sprache der Latiner (eines altitalienischen Volksstammes in Latium) und wurde später die Sprache der Römer bzw. Sprache des „Imperium Romanum", des Römischen Reiches, welches für damalige Verhältnisse eine ungeheuer große Ausdehnung hatte.

Bis in die Neuzeit war Latein die internationale Sprache der katholischen (christlichen) Kirche und der Universitäten. Vorlesungen wurden über ein Jahrtausend lang in lateinischer Sprache gehalten. Auch die Arzneibücher und andere pharmazeutische Vorschriften waren in lateinischer Sprache geschrieben. Noch das Deutsche Arzneibuch von 1882 war in lateinischer Sprache abgefaßt. Wenn auch heute die Arzneibücher in deutscher bzw. nationaler Sprache geschrieben sind, werden die Bezeichnungen der Arzneimittel immer noch zusätzlich in lateinischer Sprache aufgeführt und von Apothekern und Ärzten benutzt. Die Rezepte wer-

Latein

den auch heute noch mit Hilfe von lateinischen Bezeichnungen ausgeschrieben.

Bezeichnungs-weise der Fertig-arzneimittel

Wichtiger für die Pflegepersonen ist die Nomenklatur der Fertigarzneimittel, in der vielfach lateinische Bezeichnungen eingebaut oder enthalten sind. Es gibt heute eine ungeheure Anzahl von Fertigarzneimitteln. Jedes davon hat einen eigenen Namen, und man sucht nach einem „roten Faden", der einem Hilfe bietet, um mit den vielen tausend Bezeichnungen zurechtzukommen. Leider gibt es für die vielen Bezeichnungen einen immer funktionierenden Schlüssel nicht. Viele Namen lassen aber doch gewisse Rückschlüsse zu, wenn Kenntnisse der lateinischen Drogen- und Wirkstoffnamen vorhanden sowie die Hersteller und die lateinische Bezeichnung für den Verwendungszweck bekannt sind. Dazu kommen heute aber noch die internationalen Chemischen Kurzbezeichnungen (INN) bzw. Generic Names.

Hersteller

Ein Teil der Fertigarzneimittel läßt in seiner Bezeichnungsweise den Hersteller erkennen. Wichtige Antibiotika der Firma Bayer heißen Baycillin oder Baypen. Den Firmennamen Ciba findet man im Namen des Schmerzmittels Cibalgin. Einige Arzneimittel der Firma Sandoz beginnen mit Sando..., z.B. Sandoimmun. Die Vorsilbe Ing deutet auf die Herstellerfirma Böhringer Ingelheim hin, z.B. Ingelan.
Präparate der Firma Hoffmann-La Roche beginnen mit den Buchstaben Ro, z.B. Rohypnol, Ronicol oder Rovigon. Es gibt noch zahlreiche andere Beispiele.

Verwendungs-zweck

Viele Fertigarzneimittel geben mit ihrem Namen an, wofür sie verwendet werden.
Wenn in einer Bezeichnung lax vorkommt, so handelt es sich um ein laxierendes, also abführendes Arzneimittel, z.B. Agiolax, Dulcolax, Laxoberal und andere.
Ist die Bezeichnung tuss (tussis – Husten) im Namen enthalten, dann liegt ein Mittel gegen Husten vor,

z. B. Tussafug, Tussipect, Pertussin und andere. Die Vorsilbe Seda (Sedativum – Beruhigungsmittel) findet man bei Beruhigungs- und Schlafmitteln, z. B. Sedaplus, Sedariston, Sedotussin und andere. Analgetika und Antipyretika enthalten als schmerz- und fiebersenkende Mittel die Silben al und pyr, wie z. B. Aspirin, Cibalgin, Novalgin, Thomapyrin und andere.

Viele Präparatenamen enthalten die Bezeichnung Spasmo (Spasmus – Krampf) und sagen damit aus, daß ein krampflösendes Mittel vorliegt, z. B. Spasmo-Cibalgin, Spasmo-Urgenin, Spasmex und andere. Die Kennzeichnung eines herzwirksamen Mittels wird oft mit Hilfe von Cor (Cor oder Cardia – Herz) vorgenommen, z. B. Corangin, Corguttin, Coric, Corvaton, Cardanat, Card-Ompin und andere.

Vitamine enthaltende Präparate haben oft die Silbe Vit in ihrer Bezeichnungsweise, z. B. Vitagutt, Vitalipid, Viton, Katovit und andere.

Wirkstoffnamen

Vielfach wird auch der Wirkstoff selbst als Name oder die Abkürzung des Wirkstoffs im Namen benutzt, z. B. Cortison, Dopamin, Testosteron und andere.

Ein Fingerhutpräparat (Digitalis – Fingerhut) ist oft erkennbar an der Vorsilbe oder Silbe Digi oder Dig, z. B. Digimerck, Digoxin, Novodigal und andere. Wird die Bezeichnung: „oral" verwendet, so enthält der Präparatenamen den Hinweis auf die Einnahme durch den Mund, z. B. Panoral, Oralpädon, Oral-Virelon und andere.

Zusatz-bezeichnungen

Zusatzbezeichnungen, wie -retard, -protahiert, -depot-, long, bedeuten Langzeitwirkung des Präparates. Der Zusatz: „forte" weist darauf hin, daß das Mittel in verstärkter Form vorliegt, während der Ausdruck: „mite" die schwächere Ausführung anzeigt.

„Compositum" sagt aus, daß das Präparat Zusätze hat oder zusammengesetzt ist.

133

Die Vorsilbe: „Multi" bedeutet, daß viele Bestandteile im betreffenden Präparat vorhanden sind, z.B. Multibionta, Multisanostol und andere.
Die Endung -oid kommt aus dem Griechischen und heißt ähnlich.
Beispiel: Heparine und Heparinoide. Hier handelt es sich um chemisch unterschiedlich aufgebaute Arzneistoffe mit ähnlicher pharmakologischer Wirkung.

Chemische Kurzbezeichnungen

Internationale Kurzbezeichnungen

Generic names

Firmen oder Personen, die einen neuen Arzneistoff entdecken oder in den Handel bringen, können bei der Weltgesundheitsorganisation (WHO), die ihren Sitz in Genf hat, Vorschläge für internationale Kurzbezeichnungen einreichen. Die WHO prüft die Vorschläge und gibt sie nach erfolgreicher Prüfung als internationale Kurzbezeichnung (INN) bekannt. Dieser wissenschaftliche Kurzname wird auch „Generic Name" bzw. „Freiname" genannt, weil er die nicht geschützte und nicht schutzfähige Kurzbezeichnung einer chemischen Verbindung darstellt. Bei der Schaffung von Freinamen versucht man in der Regel, die komplizierten chemischen Bezeichnungen möglichst durch leichtfaßliche und charakteristische Kurzbezeichnungen zu ersetzen. Diese Namen können nun auch von pharmazeutischen Herstellerfirmen für ihre Präparate mit dem betreffenden Arzneistoff in entsprechender Arzneiform benutzt und in den Handel gebracht werden, z.B. das Ampicillin, ein halbsynthetisches Breitspektrum-Penicillin, welches u.a. unter der warenzeichenrechtlich geschützten Bezeichnung Binotal® erwerbbar ist. Andere Freinamen von Arzneistoffen sind Allopurinol, Gentamycin, Nystatin und andere. Außerdem werden die Kurzbezeichnungen in der medizinischen, pharmazeutischen und chemischen Literatur in aller Welt gebraucht, wenn ein Arzneistoff international verständlich bezeichnet werden soll.

Lagerung der Arzneimittel

Nicht nur für den Apotheker gilt, daß Arzneimittel übersichtlich und getrennt von anderen Gegenständen und Materialien zu lagern sind und außerdem so, daß ihre einwandfreie Beschaffenheit erhalten bleibt. Auch die Personen, die in der Kranken- und Altenpflege tätig sind, müssen diese Vorschrift der Apothekenbetriebsordnung erfüllen. Zu diesem Zweck steht der Station mindestens ein Arznei- **Arzneischrank** schrank und ein Kühlschrank zur Verfügung. Beide **Kühlschrank** müssen so gestaltet sein (z.B. müssen ausreichend Fächer vorhanden sein), daß eine übersichtliche Lagerung der Arzneimittel möglich ist. Der Arzneischrank muß abschließbar sein und ein separat verschließbares Fach mit verschiedenartigen Schlüsseln haben. Der (die) leitende Altenpfleger-(in) bzw. dessen (deren) Vertreter(in) trägt die Verantwortung für die sachgemäße und sichere La- **Verantwortung** gerung der Arzneimittel. Der Arzneischrank muß dauernd verschlossen sein. Der Schlüssel darf nie steckenbleiben. Bei der Ablösung des (der) leitenden Pflegers(in) darf er (sie) den Schlüssel nur seinem (seiner) Vertreter(in) überlassen. Er (sie) wacht auch darüber, daß im Arzneischrank Sauberkeit und Ordnung herrscht. Es dürfen unter anderem nie unbeschriftete Gefäße dastehen oder lose Ampullen oder Tabletten herumliegen. Alle Flaschen und Packungen sind sauberzuhalten.

Wenn das Pflege- bzw. Altersheim nicht unter ständiger hauptberuflicher ärztlicher Leitung steht, sind alle vom Arzt verordneten Arzneimittel patientenbezogen zu lagern, d.h.

■ Jedes Arzneimittel ist mit deutlich lesbarer Schrift mit dem Namen des Patienten zu versehen, wenn dies von der liefernden Apotheke nicht schon durchgeführt worden ist.

Alle Arzneimittel sind immer zusammen mit der **Patientenbezogene** Gebrauchsinformation (Beipackzettel) in ihrer Ori- **Lagerung** ginalverpackung zu lagern. Nur so gehen wichtige

Angaben, z.B. über Aufbrauchfrist und Lagerung (z.B. im Kühlschrank oder vor Licht geschützt etc.), nicht verloren.

■ Arzneimittel verschiedener Patienten sind getrennt voneinander, in einer Schublade, Fach oder anderer Unterbringungsmöglichkeit aufzubewahren.

Im übrigen gelten die oben aufgeführten und nachfolgenden Vorschriften sinngemäß.

Gliederung im Arzneischrank

Für die Gliederung im Arzneischrank sind kaum allgemeingültige Vorschriften möglich, da sie sich aus dem Arzneimittelbedarf der Station ergibt.

Bewährt hat sich die Gliederung nach Arzneiformen und Einordnung der Präparate nach dem Abc. Manche Pfleger(innen) kommen aber mit der Unterteilung nach Indikationen, also z.B. in Kreislaufmittel, Schlafmittel, Hustenmittel und andere, besser zurecht.

Neigt sich der Vorrat an einem Arzneimittel dem Ende zu, so muß es zur Ersatzbeschaffung in einem Buch notiert und nachbestellt bzw. vom Arzt verordnet werden. Getrennt von den übrigen Medikamenten und besonders gesichert in dem schon erwähnten separat abschließbaren Fach, sind die sogenannten Betäubungsmittel (siehe auch unter „Betäubungsmittelgesetz" bzw. „Verordnung über das Verschreiben, die Abgabe und den Nachweis des Verbleibs von Betäubungsmitteln") aufzubewahren. Es kann auch notwendig sein, alle stärker wirkenden und diejenigen Arzneimittel, welche oft mißbraucht werden, in der gleichen Weise wie Betäubungsmittel besonders verschlossen zu halten. Besondere Sorgfalt ist auch den Arzneimitteln zu widmen, die in verschiedenen Dosierungen oder in verschiedenen Anwendungsformen im Handel sind, z.B. Benadon-Dragees 20 mg und Benadon-Dragees 100 mg oder Treupel-Tabletten und Treupel-Suppositorien.

Aufbewahrung von Betäubungsmitteln

Leicht zu verwechseln sind solche Präparate, die nicht nur in einfacher Form, sondern auch mit Zusätzen hergestellt werden, z.B. Urgenin und Spasmo-Urgenin.

Neueingänge an Arzneimitteln werden grundsätzlich hinter vorhandene Bestände desselben Arzneimittels gestellt. Es gilt das Prinzip: „first in/first out", d.h. das am längsten gelagerte Arzneimittel muß zuerst aufgebraucht werden.

Lagerung der Arzneimittel im Arzneischrank

Zahlreiche Arzneimittel müssen vor Licht geschützt werden. Diese werden vom Apotheker in dunkelbraunen oder dunkelroten Flaschen abgegeben, z.B. Tinkturen, Extrakte, Ether, Silbernitrat (Höllenstein), Wasserstoffperoxidlösung, Kaliumpermanganat und andere.

Lichtempfindliche Arzneimittel

Gut zu verschließen sind Behältnisse, die flüchtige, z.B. Ether, Ethanol, aber auch hygroskopische (wasseranziehende), z.B. Calciumchlorid oder auch stark riechende Stoffe wie etherische Öle, z.B. Zitronenöl enthalten.

Gut verschlossen zu haltende Behältnisse

Bei Injektionsdurchstechflaschen ist folgendes zu beachten: Nach Entnahme von Injektionsflüssigkeit mit Hilfe einer Injektionsspritze muß die Injektionsnadel wieder aus dem Gummistopfen herausgezogen werden. Die Sterilität der Lösung bleibt nicht erhalten, wenn durch die steckende Kanüle Luft zutreten kann. Angestochene Injektionsdurchstichflaschen haben keine generelle Aufbrauchzeit, da sich diese aus der Stabilität der jeweiligen Präparate ergibt. Ist in der Gebrauchsinformation darüber nichts vermerkt, sollte in der Apotheke um Auskunft gebeten werden. In jedem Fall ist aber auf aseptische (keimfreie) Entnahmen und darauffolgende Lagerung im Kühlschrank zu achten. Zur Kontrolle ist es erforderlich, auf dem Fläschchen Datum und Uhrzeit der ersten Entnahme zu vermerken. Bei nährstoffreichen Lösungen sollte eine Mehrfachentnahme unterlassen werden. Unzulässig ist, Injektionsspritzen mit sterilisierten Medikamenten aufzuziehen und Infusionslösungen bereit-

Injektionsdurchstechflaschen

zumachen, die erst nach vielen Stunden oder am nächsten Tag zum Verbrauch kommen. Angebrochene Ampullen dürfen nicht aufbewahrt werden. Es ist auch nicht erlaubt, solche Ampullen zum Schutz mit Klebestreifen zu versehen, zu lagern und dann zu verwenden.

Lagerung und Haltbarkeit aufgezogener Medikamente

Literatur zum Thema der Haltbarkeit und Lagerungsfähigkeit aufgezogener Medikamente gibt es nicht. Laut Urteil des BGH vom 3.11.81, VI ZR 119/80 (Frankfurt) müssen Medikamente grundsätzlich nach Herstellerangaben gelagert werden. Das Vorbereiten darf nicht länger als eine Stunde vor der Verabreichung erfolgen. Auch die Empfehlungen des BGA gehen in die gleiche Richtung: „Es sind möglichst Einzeldosis-Ampullen zu verwenden. Sie dürfen erst kurz vor der Injektion geöffnet werden. Wenn für eine Injektion Arzneimittelmischungen benötigt werden, die nicht in der erforderlichen Zusammensetzung zur Verfügung stehen, ist die Zumischung nur unmittelbar vor der Verwendung statthaft (BGBl. 1985, 28, 186)."

Feuergefährliche Flüssigkeiten

Einige Flüssigkeiten, die in der Heilkunde Verwendung finden, sind feuergefährlich, z.B. Ether, Benzin, Alkohole, Aceton, Terpentinöl und andere. Die Behältnisse sollten aus bruchsicherem Material sein, z.B. aus Aluminium. Der Umgang mit feuergefährlichen Flüssigkeiten wird durch die „Verordnung über brennbaren Flüssigkeiten" geregelt. In dieser werden sie in zwei Gruppen, und zwar in die Gruppe A und in die Gruppe B, eingeteilt.

Gruppe A

In Gruppe A sind die brennbaren Flüssigkeiten aufgeführt, die mit Wasser nicht oder nur teilweise mischbar sind, z.B. Ether, Benzin u.a. Sie ist noch in drei Gefahrenklassen unterteilt.

Die nicht mit Wasser mischbaren Flüssigkeiten sind am gefährlichsten, weil sie im Brandfall nicht mit Wasser gelöscht werden können.

Gruppe B

In Gruppe B stehen die brennbaren Flüssigkeiten, die mit Wasser in jedem beliebigen Verhältnis vermischt werden können (z.B. Ethanol).

Behältnisse, die feuergefährliche Flüssigkeiten der Gruppe A, Gefahrenklasse I und der Gruppe B enthalten, müssen mit dem „Flammensymbol" und der Aufschrift „Leicht entzündlich" gekennzeichnet sein. (s. Abb. 20).

Pulver

Trocken und gut verschlossen sind alle Pulver aufzubewahren. Kristallisierte Salze verwittern, zerfallen, andere neigen dazu, Feuchtigkeit anzuziehen.

Lagerungs-bedingungen für Fertig-arzneimittel

Bei Fertigarzneimitteln sind die Lagerungsbedingungen auf den Packungen und auf dem Etikett aufgedruckt. Vorschriften wie
▷ Nicht über +25°C lagern
▷ Nicht über +20°C lagern
▷ Zwischen +2° und +8°C lagern (Kühlschrank)
▷ Nicht über +8°C lagern (Kühlschrank)
sind streng einzuhalten.

Temperaturen

Wenn kein Lagerhinweis auf der Packung vorhanden ist, sind die Fertigarzneimittel bei Zimmertemperatur (+20°C) lagerungsfähig.

Dabei wird davon ausgegangen, daß eine Lagerungstemperatur von +2°C nicht unterschritten wird, es sei denn, daß ein anderslautender Hinweis angebracht ist.

Zäpfchen erhalten nur in besonders begründeten Fällen einen Lagerhinweis. Sie dürfen nicht – auch nicht kurzfristig – über +30°C gelagert werden.

Kühlkette

Einige Arzneimittel, z.B. Lebendimpfstoffe, sind bis zur Anwendung am Patienten in einer Kühlbox (Kühlkette) zu transportieren bzw. zu lagern, weil eine kurzfristige Unterbrechung der vorgeschriebenen Lagertemperatur zur Unwirksamkeit bzw. Zerstörung führen würde.

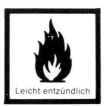

Abb. 20: Kennzeichen für feuergefährliche Flüssigkeiten

139

Bei biologischen Arzneimitteln, z.B. Insulin, Impf-
stoffen, Sera u.a. ist die richtige Lagertemperatur
von besonderer Bedeutung.

Zu hohe Lagertemperaturen beeinträchtigen Wirksamkeit und Verträglichkeit, aber auch zu niedrige
Temperaturen (Einfrieren) haben negative Einflüs-
se.

Aufbewahrungshinweise für die Verbraucher werden in der Packungsbeilage angegeben.

Arzneimittel mit begrenzter Haltbarkeit

Unter Arzneimittelhaltbarkeit bzw. Arzneimittel-
stabilität versteht man gleichbleibende Eigenschaften eines Arzneimittels während der vorgesehenen
Verwendungsdauer.
Chemische und physikalische Messungen, aber
auch die Erfahrung haben gezeigt, daß die meisten
Arzneimittel selbst bei sachgemäßer Lagerung
nach einer bestimmten Zeit eine Wertminderung
erfahren bzw. überhaupt nicht mehr wirksam sind
oder sogar Schäden im menschlichen Organismus
anrichten können. Davor muß der Patient geschützt
werden.

Gesetzliche Bestimmungen

Der Hersteller ist auf Grund von Vorschriften des
Arzneimittelgesetzes gehalten, die begrenzte Halt-
barkeitsdauer zu kennzeichnen. Als Hinweis auf
begrenzte Haltbarkeit ist seit dem 1. Februar 1987
nur noch die Bezeichnung: „Verwendbar bis" zulässig.

Einteilung der Arzneimittel: Fertigarzneimittel

Alle danach hergestellten Fertigarzneimittel sind
mit diesem Hinweis zu kennzeichnen.
Vor dem genannten Zeitpunkt wurde unterschieden zwischen Fertigarzneimitteln, die weniger als
drei Jahre haltbar waren und zwischen Fertigarzneimitteln, die mehr als drei Jahre Verwendung
finden konnten. Die zuerst genannten mußten mit

einem offenen Verfalldatum versehen sein. Bei Fertigarzneimitteln, die mehr als drei Jahre haltbar waren, konnte die Angabe eines Verfalldatums entfallen. Der Apotheker war und ist aber aufgrund der immer vorgeschriebenen Chargen-Bezeichnung in der Lage, mit Hilfe eines Chargenschlüssels das Alter dieser Fertigarzneimittel zu bestimmen bzw. deren Verwendungsmöglichkeit festzulegen.

Die heutige Situation hinsichtlich Fertigarzneimittel mit begrenzter Haltbarkeit ist folgende bzw. es können heute (1994) im Handel sein:

▷ Fertigarzneimittel ohne Verfalldatum.

▷ Fertigarzneimittel, die nach dem 1. Februar 1987 hergestellt worden sind mit der Kennzeichnung des Verfalldatums („verwendbar bis") oder, wenn das Fertigarzneimittel nicht in Chargen in Handel gebracht werden konnte, mit dem Aufdruck des Herstellungsdatums. **Verfalldatum**

▷ Durch das „Zweite Gesetz zur Änderung des Arzneimittelgesetzes vom 16.8.1986" wurde den Vertreibern von Arzneimitteln, die vor dem 1. Februar 1987 im Verkehr waren, eine Frist für die Anbringung eines Verfalldatums bis zum 1. Februar 1992 eingeräumt. Nach diesem Zeitpunkt produzierte Medikamente müssen ein Verfalldatum tragen.

Groß- und Einzelhändler dürfen jedoch vor dem 1. Februar 1992 produzierte Arzneimittel weiterhin in den Verkehr bringen, wenn die Dauer der Haltbarkeit mehr als drei Jahre beträgt.

Daraus folgt, daß im Laufe der Zeit keine Arzneimittel ohne Verfalldatum im Handel sein werden.

In der Apotheke hergestellte Arzneizubereitungen werden mit dem Datum der Herstellung versehen. Wenn es bei dem abzugebenden Arzneimittel erforderlich ist, wird ein Hinweis auf die beschränkte Haltbarkeit angebracht. Damit wird der Anwender über das Alter und die evtl. begrenzte Haltbarkeit informiert. **Rezepturmäßig hergestellte Arzneien**

Kontrolle der Arzneimittel im Arzneimittelschrank

Der/die Altenpfleger(in) hat in festzulegenden Zeitabständen (Empfehlung: alle vier Wochen) den Arznei- und Kühlschrank auf nahe am Verfalldatum stehende oder ältere Arzneimittel zu überprüfen und mit dem verordnenden Arzt Rücksprache zu nehmen, ob diese auf einer anderen Station Verwendung finden können.

Das Umfüllen von Arzneimitteln von einer Packung in eine andere oder in selbst hergerichtete Behältnisse muß auf der Station grundsätzlich unterbleiben, da die Verwechslungsgefahr zu groß ist.

Überprüfung der Haltbarkeit

Bei der Überprüfung der Haltbarkeit und der Qualität unterscheidet man die zerstörende Prüfung des Arzneimittels mit Hilfe von chemischen und physikalischen Methoden durch den Apotheker und die nichtzerstörende Prüfung, die auch für den (die) Altenpfleger(in) eine wertvolle Hilfe für die Arzneimittelsicherheit sein kann. Sie besteht aus einer Prüfung, bei der das Arzneimittel einschließlich der Verpackung nicht verändert und auch nicht mit den Händen berührt wird (Gefahr der Keimeinschleppung), d.h. aus einer Sinnenprüfung. Dabei steht die Sichtkontrolle und Feststellung des Geruchs im Vordergrund.

Sinnenprüfung

Zahlreiche Merkmale können damit überprüft werden und viele Veränderungen, die auf einen Qualitäts- und Haltbarkeitsverlust hinweisen, festgestellt werden.

Wichtige Merkmale und Veränderungen:

① Absetzen von Suspensionen,
② Aufrahmen von Emulsionen,
③ Aussehen,
④ Austrocknung,
⑤ Bruch bei Tabletten und Dragees,
⑥ Dichtigkeit von Packmitteln,
⑦ Farbe,
⑧ Farbverblassung,
⑨ Fleckigwerden von Tabletten und Dragees,
⑩ Formveränderung von Kapseln, insbesondere Weichgelatinekapseln,

⑪ Geruch,

⑫ homogene Beschaffenheit von streichbaren Zubereitungen (Salben, Pasten, Cremes),

⑬ Klarheit einer Lösung (besonders wichtig bei Injektions- und Infusionslösungen, die in der Regel farblos und frei von sichtbaren Partikeln sein müssen),

⑭ Klumpigwerden von Suspensionen,

⑮ Korrosion von Tuben,

⑯ Kristallbildung,

⑰ Quellung von Brausetabletten und anderen Tabletten (Einwirkung von Feuchtigkeit),

⑱ Risse bei Dragees und Tabletten,

⑲ Schimmelbefall,

⑳ Sprühbarkeit von Aerosolen,

㉑ Streufähigkeit von Pudern (keine Zusammenballungen),

㉒ Trübung von Lösungen durch Keimwachstum,

㉓ Verfärbung,

㉔ Verformung von Suppositorien (Einwirken von zu hohen Temperaturen),

㉕ Verkleben des Arzneimittels mit der Verpackung,

㉖ Verkleben von Kapseln, Tabletten oder Dragees untereinander,

㉗ Weichwerden von Kapseln,

㉘ Wiederaufschüttelbarkeit von Suspensionen.

Diese nicht vollständige Aufzählung verdeutlicht, daß mit Hilfe der Sinnenprüfung zahlreiche Mängel entdeckt werden können. Der Altenpfleger meldet dem Arzt oder Apotheker jede Veränderung der von ihm verwalteten Arzneimittel. Dem Arzneimittelfachmann bleibt es dann vorbehalten zu beurteilen, ob es sich um unerhebliche oder erhebliche Mängel handelt und welche Konsequenzen zu ziehen sind.

Arzneimittel enthalten therapeutisch wirksame Substanzen. Sie dienen dem Menschen zur Erhaltung und Wiederherstellung der Gesundheit.
In der Regel sind sie biologisch abbaubar. Daher können sie dem Hausmüll zugefügt werden.

Beseitigung unbrauchbarer Arzneimittel (Altmedikamente)

Wichtig ist:
Vor Zugriff durch Kinder schützen, deshalb zerkleinert und verteilt dem Müll beimischen. Alt bzw. unbrauchbar gewordene Arzneimittel und Verpackung trennen!

Beimischung zum Hausmüll

Der größte Teil der Verpackung besteht aus wiederverwertbarem Material wie Papier, Aluminium, Glas, Kunststoff, der kleinere Teil ist meistens das eigentliche Medikament.

Nicht mehr benötigte, für Heimbewohner früher verordnete oder sonstige vorhandene, unbrauchbar gewordene Arzneimittel sind grundsätzlich zu vernichten, d.h. sie können in kleinen Mengen (haushaltsübliche Mengen) dem Hausmüll beigemischt werden. Besonders erwähnenswert davon sind:

■ alle Betäubungsmittel (§ 16, Abs. 1, BtMG),
■ alle Arzneimittel, die ein Patient sich selbst verabreicht hat, z.B. Augen-, Nasen- und Ohrentropfen, Inhalationsspray, Salben u.a.

Übergabe an die Apotheke

Bewährt hat sich und sehr sicher ist die Übergabe der zu vernichtenden Arzneimittel an die Apotheke, von der diese Arzneimittel bezogen worden sind. Diese Apotheke sorgt dann für fachgerechte Beseitigung bzw. Vernichtung.

Die Altarzneimittel-Entsorgung ist per Verordnung geregelt. Der Verbraucher hat das Recht, Altarzneimittel zur Entsorgung in der Apotheke abzugeben. Eine Rückgabeverpflichtung für den Verbraucher ist allerdings nicht vorgesehen.

Für nicht mehr verkehrsfähige Betäubungsmittel gelten besonders strenge Vorschriften. Sie müssen in Gegenwart von zwei Zeugen in einer Weise vernichtet werden, die eine auch nur teilweise Wiedergewinnung ausschließt.

Über die Vernichtung ist eine Niederschrift zu fertigen und diese drei Jahre aufzubewahren.

Umgang mit Altmedikamenten

Allgemein sind beim Umgang mit Altmedikamenten folgende Regeln zu beachten:

▷ Altmedikamente, außer Flüssigkeiten, gehören nicht in den Ausguß oder in das WC! Die Reinigungsleistung der Kläranlagen wird sonst geschwächt,

▷ Altmedikamente sollten dort, wo dies möglich ist, an die Apotheken zurückgegeben werden, um sicherzustellen, daß Unbefugte, z.B. Kinder, keinen Zugriff erhalten,

▷ in kleinen haushaltsüblichen Mengen können Altmedikamente über die Hausmüllabfuhr entsorgt werden,

▷ Arzneien sollten aus den Umkartons und den Blistern (Durchdrückverpackungen) befreit und wenn feste Formen, z.B. Tabletten, Dragees u.a. vorliegen, pulverisiert werden. Damit ist eine Wiederverwendung nicht mehr möglich. Außerdem werden sie im Hausmüll schneller abgebaut.

▷ Medikamente immer von Kindern fernhalten, sicher aufbewahren!

Verabreichung der Arzneimittel

Wichtiger Grundsatz für jede Kranken- bzw. Altenpflegeperson ist, daß die Verabreichung bzw. Abgabe von Arzneimitteln an den Kranken nur auf ausdrückliche Anweisung des Arztes erfolgen darf. Bei der Visite muß die Pflegeperson stets ein Schreibgerät und Notizunterlagen zur Hand haben, um die Anordnungen sofort aufschreiben zu können.

Vorgehen bei der Visite

Bei Unklarheiten ist baldmöglichst Rückfrage beim Verordner zu halten. In Gegenwart des Kranken dürfen jedoch nie Erörterungen über die Verordnung angestellt werden, da schon eine Rückfrage bei ängstlichen Patienten ein Gefühl der Unsicherheit hervorrufen kann.

Es gibt eine Reihe von Arzneimitteln, die nicht miteinander gemischt werden dürfen, da sie in der Mischung ihre Wirkung verlieren, bzw. es können sogar toxische Stoffe entstehen.

Verabreichung

Man verabreicht mehrere Arzneimittel grundsätzlich getrennt voneinander, wenn nicht bekannt ist, daß sie sich miteinander vertragen.

145

Pünktlichkeit und Sicherheit

Arzneimittel müssen dem Patienten pünktlich zur vorgeschriebenen Zeit verabreicht werden. Die Einnahme oder Anwendung ist zu überwachen. Sie muß in ruhiger Weise vorgenommen werden. Sicherheit steht auch bei der Verabreichung der Arzneimittel im Vordergrund. Ohne jedesmal das Etikett genau zu lesen, darf aus einem Arzneimittelbehältnis nichts entnommen werden. Man sollte sich nicht darauf verlassen, daß ein bestimmtes Gefäß immer an einem bestimmten Platz steht. Beim Wegstellen des Gefäßes liest man das Etikett noch einmal und überlegt, ob auch wirklich das richtige Arzneimittel entnommmen wurde. Dabei kann man zugleich mit den Sinnen prüfen, ob das Medikament in gewohnter Art vorliegt oder sich evtl. Farbe, Geruch oder Aussehen verändert haben. Bei Feststellung von Veränderungen ist Rückfrage beim Arzt oder Apotheker zu halten.

Überwachung der Arzneimitteldosis

Aufgabe der Pflegeperson ist es auch, die Menge der verordneten Arzneimittel zu überwachen, d. h. die Dosis zu kontrollieren. Bei stark wirkenden Arzneimitteln gibt es bestimmte Höchstmengen, die nicht überschritten werden dürfen. Man findet sie in einer Tabelle des Arzneibuches. Es handelt sich um die sogenannten „Maximaldosen". Das sind die Höchstgaben für den erwachsenen Menschen, bei denen zwischen größter Einzelgabe (Einzeldosis) und größter Tagesgabe (Tagesdosis) innerhalb von 24 Stunden unterschieden wird. Unter „Normdosen" versteht man die üblicherweise zur Anwendung kommende Arzneistoffmenge. Die „letale Dosis" ist die Arzneistoffmenge, die in der Regel den Tod des menschlichen Organismus verursacht. Dabei gibt es aber große individuelle Unterschiede, die von verschiedenen Faktoren abhängen.

Richtige Arzneiverabreichung

Eine einfache Formulierung für die Beachtung der richtigen Arzneiverabreichung ist, daß „jederzeit der richtige Patient das richtige Medikament in der richtigen Dosis auf dem richtigen Weg zum richtigen Zeitpunkt erhält".

Arzneimittel zur systemischen Anwendung

Nachfolgend werden wichtige Anwendungsmodalitäten (Art und Weise der Anwendung) von Arzneimitteln zur systemischen (inneren) Anwendung beschrieben:

Verabreichung wichtiger Arzneiformen

Lösungen, die meist teelöffel- oder eßlöffelweise verordnet werden, gibt man heute in Einmal-Einnehmebecher aus Kunststoff. Beim Ausgießen der flüssigen Arznei aus der Medizinflasche hält man die Seite des Etiketts nach oben, damit es nicht durch herablaufende Flüssigkeit unansehnlich wird.
Jedes Arzneibehältnis wird nach Gebrauch sofort wieder saubergemacht. Verschlüsse, wie z.B. Korken, werden durch eine drehende Bewegung wieder aufgesetzt.

Lösungen

Pulver werden in Flüssigkeit verrührt und geschluckt. Ein evtl. zurückbleibender Rest wird noch einmal mit Flüssigkeit vermischt und nachgetrunken.
Eine andere Möglichkeit, Pulver leicht einzunehmen und auch einen evtl. unangenehmen Geschmack zu verdecken, ist die Einnahme mit Hilfe von Oblaten. Das sind dünne Scheiben aus Weizenstärke, die angefeuchtet werden und zum Umhüllen des pulverförmigen Arzneimittels dienen. Durch Falten entsteht ein flaches Päckchen, das leicht geschluckt werden kann.

Pulver

Tabletten läßt man in Flüssigkeit zerfallen und trinkt die entstandene Mischung. Man kann aber Tabletten auch auf den hinteren Teil der Zunge legen und mit Flüssigkeit hinunterschlucken.

Tabletten

Dragees und Pillen werden ganz, ebenfalls mit Hilfe von Flüssigkeit, eingenommen.

Dragees und Pillen

Tropfen verabreicht man auch in Flüssigkeit oder auf einem Stück Zucker. Sie werden aus Tropfenflaschen entnommen und abgezählt. Auch bei der Entnahme von Tropfen gilt die Regel, das Etikett

Tropfen

nach oben zu halten, damit es beim Absetzen der Tropfenflasche nicht durch herablaufende Flüssigkeit beeinträchtigt wird.

Zeitpunkt der Arzneigabe

In den letzten Jahren stellten Wissenschaftler immer wieder fest, daß die Wirksamkeit vieler Arzneimittel, aber auch Gifte und Hormone je nach Zeitpunkt ihrer Einnahme bzw. Einwirkung signifikant unterschiedlich ist. Daraus entwickelte sich die Wissenschaft der Chronopharmokologie (chronos = Zeit, Pharmakologie = Wirkung der Arzneistoffe auf den lebenden Organismus).

Zirkadiane Rhythmen

Sie beruht auf der Erkenntnis, daß sich im Laufe der 24 Stunden eines Tages bestimmte Körperfunktionen gleichmäßig und kontinuierlich ändern. Diese Änderungen nennt man zirkadiane oder biologische Rhythmen. Man spricht auch von der inneren oder biologischen Uhr, die solche Vorgänge steuert. Der Schlaf-Wach-Rhythmus ist zum Beispiel ein solcher biologischer Rhythmus. Während des Ablaufs von 24 Stunden ist der Organismus einmal aktiv und leistungsfähiger, dann wieder passiv und schonungsbedürftig.

Zirkadiane Rhythmen (24-Stunden-Rhythmen, Tagesrhythmen) sind auch für vitale Lebensfunktionen wie Blutdruck, Herzfrequenz, Lungenfunktion und Körpertemperatur nachgewiesen.

Serumspiegel von Cortisol und Noradrenalin und anderen stoffwechselaktiven körpereigenen Wirkstoffen sind zirkadianen Rhythmen unterworfen.

Krankheitssymptome

Aber auch Krankheitssymptome treten in Abhängigkeit von der Tageszeit auf. So beobachtet man vermehrt:

▷ Angina-pectoris-Anfälle und EKG-Veränderungen bei koronarspastischer Angina pectoris zwischen 4 und 6 Uhr,

▷ Herzinfarkte und kardiale Todesfälle zwischen 10 und 12 Uhr vormittags,

▷ Hirninfarkte um 3 Uhr nachts,

▷ Asthmaanfälle nachts bzw. in den frühen Morgenstunden.

Ein Beispiel für eine jahreszeitlich mitbedingte Krankheit ist die „Winterdepression", die sich häufig mit einer Lichttherapie beeinflussen läßt.

Im Gleichtakt vermag der Körper Krankheiten selbst besser zu bekämpfen bzw. Arzneimittel dagegen besser zu nutzen, d. h. bessere Steuerung der medikamentösen Therapie mit reduzierter Dosis **Reduzierte Dosis** und weniger Belastung des Patienten durch unerwünschte Wirkungen zu ermöglichen. Daraus ergibt sich die große Bedeutung des richtigen Zeitpunktes der Arzneigabe.

Zusammen damit hängt auch die immer wieder vor allem von Patienten gestellte Frage, ob die Einnahme eines Arzneimittels vor, während oder nach dem Essen geschehen soll. Denn zwischen Arzneimitteleinnahme und Nahrungsaufnahme gibt es Zusammenhänge gegenseitiger Beeinflussung, die berücksichtigt werden müssen.

Bei Medikamenten, die erst nach Aufnahme aus dem Magen-Darm-Trakt ihre Wirkung entfalten – also dem größten Teil unserer Arzneimittel –, spielt die Frage der Nüchterneinnahme eine wichtige Rolle, da die meisten Arzneistoffe aus dem leeren oberen Verdauungstrakt besser resorbiert werden. Andererseits muß der besseren Verträglichkeit im oberen Verdauungstrakt wegen der Arzneizufuhr nach dem Essen auch große Bedeutung zugemessen werden. Dabei ist aber zu beachten, daß die Arzneigabe nicht direkt nach dem Essen, sondern zwischen den Mahlzeiten vorgenommen werden muß.

Diese und andere und die Erkenntnisse der Chronopharmakologie münden in zahlreiche Vorschriften und Empfehlungen über den Zeitpunkt der Arzneigabe, soweit keine anderen medizinischen Gründe diesen entgegenstehen.

Nachfolgend sind einige wichtige Arzneimittelgruppen bzw. Arzneistoffe für den inneren Gebrauch aufgeführt, bei denen der Zeitpunkt der

Einnahme bzw. der Verabreichung für die optimale Wirksamkeit eine große Rolle spielt:

Analgetika

Analgetika:
Bei Mitteln gegen Schmerzen, z. B. beim Metamizol (Novalgin), hat man herausgefunden, daß der schmerzstillende Effekt gleicher Dosen am frühen Nachmittag stärker als am Morgen und vor allem nachts ist.

Anästhetika (zur lokalen Anwendung)

Anästhetika (zur lokalen Anwendung):
Denselben Tagesgang wie Analgetika weisen Lokalanästhetika (= örtlich wirkende Betäubungsmittel) auf. So ist die lokalanästhetische Wirkung von Lidocain (Xylocain) in der Nacht und am frühen Morgen wesentlich kürzer als am Nachmittag, d. h. in der Mitte der Aktivitätsperiode des tagesaktiven Menschen ca. zwei bis dreimal so lang wie bei einer Applikation am frühen Morgen.

Antiasthmatika (Mittel gegen Asthma)

Antiasthmatika (Mittel gegen Asthma):
Anfälle von Atemnot (Asthmaanfälle) häufen sich erfahrungsgemäß in den frühen Morgenstunden, weil das Nebennierenmark während des Schlafes weniger von dem Hormon Adrenalin produziert; der Anteil des Gewebehormons Histamin steigt und läßt die Bronchien krampfen. Wird dagegen vor dem Schlafengehen dafür gesorgt, daß eine genügend hohe Dosis eines Antiasthmatikums, z. B. Theophyllin, im Blut verfügbar ist, hält dieses die Atemwege offen, und es tritt kein Asthmaanfall auf.

Antibiotika (Mittel gegen Infektions- krankheiten)

Antibiotika:
wie viele Penicilline und Cephalosporine sollen nüchtern eingenommen werden, um die Bioverfügbarkeit zu erhöhen (Beispiele: Amoxycillin, Ampicillin, Phenoxymethylpenicillin).
Wird die Nüchterngabe nicht vertragen, können diese Arzneimittel – bei Resorptionseinbußen – auch zu einem leichten Essen gegeben werden, zumal der Resorptionsverlust bei der Dosierung der Einzelarzneiform miteingerechnet ist.

Die Nüchterngabe ist aber geboten bei Rifampicin und Isoniazid, um die therapeutisch notwendigen Maximalspiegel zu erreichen.

Eine ganze Reihe von Antibiotika, aber auch andere Medikamente, wie z.B. Chinidin, werden so verabreicht bzw. nimmt man in festem 8- bis 12stündigen Rhythmus ein, damit ein ausreichend wirksamer Blutspiegel (Wirkstoffgehalt im Blut) erhalten bleibt.

Lit.: Ganzer, B.M., PZ, Nr. 49, 403312 (1990)

Antihypertonika (Mittel gegen Bluthochdruck)

Antihypertonika (Mittel gegen Bluthochdruck): Diese Arzneimittel werden meistens frühmorgens zugeführt. Sie sollten im allgemeinen nach 18 Uhr nicht mehr eingenommen werden. Denn ab 21 Uhr sinkt der Blutdruck des Menschen ohnehin. Dieser natürliche Vorgang würde durch Zufuhr von Antihypertonika verstärkt, das Gehirn bei Nacht ungenügend durchblutet und der Patient verwirrt und verstört aus dem Schlaf geschreckt. Das gilt insbesondere für ältere Patienten.

Antirheumatika (Mittel gegen Rheuma)

Antirheumatika (Mittel gegen Rheuma): Rheumakranke leiden morgens beim Aufstehen am stärksten. Die Gelenke sind steifer, die Muskelkraft schwächer, die Schmerzen größer als tagsüber. Diese Beschwerden am Morgen können in vielen Fällen reduziert werden, wenn dafür gesorgt wird, daß die letzte Dosis des Antirheumatikums erst spät am Abend zugeführt wird, damit sie während der Nacht den Entzündungserscheinungen entgegenwirken kann. Allein diese kleine Verschiebung der Einnahmezeit kann eine größere Schmerzdämpfung bewirken, die Nebenwirkungen einer evtl. größeren erforderlichen Tagesdosis verringern und einen evtl. Medikamentenwechsel überflüssig machen.

Dabei ist auch wichtig zu wissen, daß Nichtsteroidale Antiphlogistika (NSAP) eindeutig die Magenschleimhaut morgens stärker als abends schädigen. Der Grund hierfür ist allerdings heute noch nicht eindeutig bekannt.

151

Arzneimittel zur systemischen Anwendung

Salinische Abführmittel	Salinische Abführmittel wie Bitter-, Glauber- und Karlsbader Salz sind morgens nüchtern einzunehmen. Die Salze werden in der vorgeschriebenen Menge in warmem Wasser gelöst und die Lösung noch warm getrunken. Vorhandener Nahrungsbrei kann die osmotische Wirkung der Salze aufheben oder doch stark abschwächen. Mit dem Eintritt der Wirkung ist dann in ein bis zwei Stunden zu rechnen. Schilddrüsenhormon Thyroxin Ein besonders schönes Beispiel für die bessere Resorption eines Arzneistoffs bei Nüchterneinnahme stellt das Schilddrüsenhormon Thyroxin dar. Aufgrund von verbesserten Resorptionsverhältnissen kann die Tagesdosis um ein Drittel reduziert werden.
Appetitanregende Mittel	Appetitanregende Mittel, die vielfach aus verschiedenen Bitterstoffdrogen hergestellt werden, nimmt man 20–30 Minuten vor den Mahlzeiten ein. Zubereitungen dieser Art regen wie ein Aperitif die Bildung von Verdauungssäften an.
Acetylsalicylsäure	Reizungen der Schleimhäute werden auch durch Acetylsalicylsäure (Aspirin) und durch Chloralhydrat (Chloraldurat) verursacht. Aus diesem Grunde sollten diese Arzneistoffe nach dem Essen eingenommen werden. Acetylsalicylsäure wirkt bei Einnahme am Abend weniger schleimhautschädigend als bei morgendlicher Gabe. Seit neuestem wird Acetylsalicylsäure oft mit Ranitidin (Sostril, Zantic) kombiniert, um eine Magenschleimhautschädigung durch die Acetylsalicylsäure zu verhindern. Neue Prüfungen zeigten, daß die beiden Arzneimittel zwei Stunden vor einer Mahlzeit eingenommen den besten Effekt zeigten.
Cortisonpräparate	Wenn Cortison substituiert werden soll, gibt man Cortisonpräparate morgens nach dem Frühstück auf einmal. Der Grund hierfür liegt darin, daß die Cortisonkonzentration der Nebennierenrinde morgens am

höchsten ist. Im Laufe des Tages nimmt sie dann kontinuierlich ab und erreicht ein Minimum um Mitternacht.

Glukokortikoide (= Glucocorticoide), auch Gluko-steroide genannt, sind eine der drei Gruppen von Steroidhormonen, die in der Nebennierenrinde (NNR) gebildet werden.

Glukokortikoide

Die wichtigsten Glukokortikoide sind das Cortisol (Kortisol, Hydrocortison), Cortison (Kortison) und das Corticosteron (Kortikosteron).

Cortisol

Corticosteron

Das physiologisch wichtigste Glukokortikoid ist das Cortisol. Wenn Cortisol substituiert werden soll, gibt man Cortisol-Abwandlungsprodukte, z.B. Prednisolon (Decortin, Ultracorten u.a.), morgens nach dem Frühstück auf einmal.

Der Grund hierfür liegt darin, daß die Cortisol-Konzentration der Nebennierenrinde morgens am höchsten ist. Im Laufe des Tages nimmt sie dann kontinuierlich ab und erreicht ein Minimum um Mitternacht (s. auch Abb. 21).

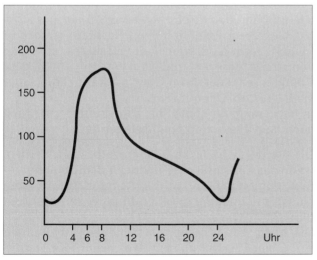

Abb. 21: Plasma-Cortisolspiegel (µg/l) in Abhängigkeit von der Tageszeit (aus Mutschler, Arzneimittelwirkungen)

153

Dickdarm-wirksame Laxantien	Bei den dickdarmwirksamen Laxantien liegt der Zeitpunkt der Einnahme dagegen am Abend. Zu diesen gehören hauptsächlich die Anthrachinon-abkömmlinge (enthalten in Aloe, Faulbaum, Rhabarber und Sennes) sowie Bisacodyl und Phenolphthalein enthaltende Präparate. Diese abführend wirkenden Arzneistoffe werden abends vor dem Schlafengehen eingenommen. Ihre Wirkung setzt ungefähr 8–10 Stunden nach der Einnahme ein, so daß man mit dem Effekt nach dem Aufstehen rechnen kann.
Eisenpräparate	Wenn Eisenpräparate nüchtern appliziert werden, nimmt der Organismus 2–8mal mehr Eisen auf. Das liegt darin begründet, daß die besonders in pflanzlicher Nahrung vorkommenden Phosphate und Oxalate Eisen chemisch (komplex) binden und dadurch die Resorption hemmen oder ganz unterbin-
Komplexbildner	den. Solche Komplexbildner sind auch im Tee, Kaffee, Eiern und in der Milch enthalten. Flüssigkeiten wie Tee, Kaffee, Säfte, Milch oder auch Alkoholika sind deshalb als Einnehmeflüssigkeit ungeeignet. Es muß aber auch gesagt werden, daß häufig – so wie im Falle des Eisens – der Vorteil der besseren Nüchternresorption mit dem Nachteil schlechter Magen-Darm-Verträglichkeit verbunden ist. Dabei können Schmerzen und Druckgefühl im Magen, Übelkeit, seltener Erbrechen oder Durchfall, aber auch Verstopfung auftreten. In diesem Falle sollte die Eisenzufuhr eventuell nach dem Essen durchgeführt werden.
	Die Verträglichkeit kann aber verbessert werden, wenn das Eisenpräparat direkt vor dem Schlafengehen eingenommen wird (Kompromiß zwischen Nüchterneinnahme und Zufuhr nach den Mahlzeiten).
Eisentherapie	Die beste Eisentherapie scheint die Anwendung von Eisen-II-sulfat zu sein, welches in der Darreichungsform von Kapseln oder Dragees im Handel ist. Bei flüssigen Eisenpräparaten ist darauf zu ach-

ten, daß diese nicht mit den Zähnen in Berührung kommen. Besonders bei längerer Einnahme können dadurch irreversible Schwarzfärbungen des Zahnschmelzes auftreten. Während der Behandlung auftretende Dunkel- bzw. Schwarzfärbung des Stuhls ist ohne Bedeutung.

Kreislaufmittel

Kreislaufmittel, wie z.B. Effortil, Novadral, Dihydergot u.a., werden nüchtern, evtl. morgens noch vor dem Aufstehen, sonst vor dem Essen eingenommen, damit während des Essens evtl. sich anbahnendem Blutdruckabfall entgegengewirkt werden kann.

Lipidsenker

Lipidsenker (Mittel zur Senkung von Fetten und fettähnlichen Stoffen im Blut) wie z.B. Etofibrat (s. auch Arzneimittellehre Spezieller Teil, Kapitel 57) wirken bei abendlicher Einnahme am besten.

Lipophile Pharmaka

Fettlösliche (lipophile) Arzneimittel, z.B. Nifedipin und Verapramil, werden morgens schneller und mengenmäßig in größerem Ausmaß resorbiert als abends. Die Bioverfügbarkeit von schnell freisetzendem Nifedipin ist morgens um 40 % höher als abends.

Mineralwässer

Die Anwendung von Mineralwässern in der Heilkunde wird im wesentlichen nur noch dann befürwortet,wenn sie im Intestinaltrakt oder auf die Darmanhangsorgane (Bauchspeicheldrüse, Leber und Galle) einwirken können. Eine Fernwirkung auf andere Organe scheint nach den heutigen wissenschaftlichen Erkenntnissen nicht möglich zu sein. Eine Ausnahme machen Mineralwässer, deren mineralische Bestandteile bei der Ausscheidung die Nierentätigkeit anregen. Mineralwässer (Heilwässer) werden nüchtern getrunken.

Mittel bei Übersäuerung des Magens (Antacida)

Bei den Mitteln, die bei einer Übersäuerung des Magens (Antacida) angewandt werden, ist aus physiologischen Gründen (Nahrungsbrei hat selbst gewisse säurebindende bzw. neutralisierende Eigenschaften) ein besonderes Einnahmeverfahren

155

zu beachten. Man nimmt sie zwischen den Mahlzeiten ein, und zwar 1 bis 2 Stunden nach den Hauptmahlzeiten. Bei Bedarf häufiger hintereinander, da Antacida nur relativ kurz wirksam sind.

Die gleichzeitige Einnahme von Antacida und anderen Arzneimitteln führt häufig zu Wechselwirkungen (Interaktionen) (s. auch S. 192).

Minderung der Resorption
Im wesentlichen tritt dadurch eine Minderung der Resorption des anderen Arzneimittels auf und daraus resultierend eine geringere Bioverfügbarkeit. Um diese Wechselwirkungen auf ein Minimum zu beschränken, sollten zusätzliche Pharmaka entweder mehr als eine Stunde vor beziehungsweise zwei Stunden nach der Einnahme von Antacida verabreicht werden.

Bei der Therapie von Magen- und Zwölffingerdarmgeschwüren mit sogenannten H_2-Antagonisten (Cimetidin-Tagamet, Ranitidin-Sostril, Zantic) ist die Dosierung der Tabletten nach vorgeschriebenem Schema genau einzuhalten. Durch H_2-Antagonisten wird die Magensäureproduktion dosisabhängig mehr oder weniger reduziert.

Klinische und pharmakologische Studien sowie breite Erfahrungen in jüngster Zeit haben bewiesen, daß eine erfolgreiche Therapie peptischer Ulcera durch wirksame Kontrolle der Magensäuresekretion ausschließlich während der Nacht durchgeführt werden kann.

Entgegen früherer Meinungen sei eine totale Säureblockade während 24 Stunden mit Risiken verbunden.

Eine Säurehemmung sollte nur solange wie nötig, d.h. bis zum Frühstück durchgeführt werden. Tagsüber wird ein Teil der Magensäure (50 % bei normaler Ernährung) durch die Nahrung abgepuffert bzw. für die Eiweißspaltung und gegen bakterielle Überbesiedlung benötigt.

Wird der Säureschutz durch die Nichteinnahme des Arzneimittels unterbrochen oder durch Rauchen abgeschwächt (Rauchen bewirkt vermehrte Säureproduktion), kommt es häufig zu den typischen nächtlichen Säureschmerzen.

Einige Präparate sind während des Essens einzunehmen, weil sie lokale Reizwirkungen auf die Schleimhäute des Verdauungstraktes haben oder auch Entzündungen und Blähungen verursachen oder die Peristaltik des Darms ungünstig beeinflussen. Es handelt sich hierbei hauptsächlich um Mittel gegen Rheuma wie z.B. Indometacin (Amuno) u.a.

Präparate mit lokalen Reizwirkungen

Verdauungsenzyme enthaltende Präparate nimmt man während oder unmittelbar nach dem Essen ein, z.B. Combizym, Kreon, Panzytrat u.a.

Verdauungsenzyme enthaltende Präparate

Rollkuren werden nüchtern angewendet. Bei diesen bewirkt der leere Magen, daß die Arzneisubstanzen ohne Behinderung durch Nahrungsbrei in unmittelbaren Kontakt zur Magenschleimhaut treten und so ihre Wirkung entfalten können.

Rollkuren

Unmittelbar vor oder während des Essens nimmt man säurehaltige Präparate (Acida), wie z.B. Enzynorm, Citropepsin u.a., ein. Ebenso geht man bei den Zubereitungen vor, die die Absonderung von Gallenflüssigkeit (Choleretika) steigern. Hierher gehören Präparate wie Cholagogum N Nattermann, Oragallin u.a.

Säurehaltige Präparate (Acida)

Schlafmittel, früher vielfach Barbitursäureabkömmlinge, wie z.B. Nervolitan, Speda u.a., heute meistens Abkömmlinge des Benzodiazepins wie z.B. Nitrazepin (Mogadan), Flurazepam (Dalmadorm, Staurodorm neu), Temazepam (Planum) u.a., nimmt man nicht auf vollen Magen. Man läßt zwischen der Abendmahlzeit und der Einnahme einen genügend langen Abstand. Die Einnahme erfolgt dann ½ Stunde vor dem Schlafengehen, am besten in möglichst warmer Flüssigkeit. Je leerer der Magen und je wärmer die Einnahmeflüssigkeit, um so vollständiger und schneller werden die Schlafmittel resorbiert. Je größer der resorbierte Anteil, um so schneller erfolgt das Einschlafen.

Schlafmittel (Hypnotika)

Arzneimittel zur systemischen Anwendung

Wurmmittel (Anthelminthika)

Wurmmittel nahm man früher nüchtern ein. Diese Arzneistoffe sollten, so stellte man es sich vor, ohne Einfluß von Nahrungsbrei auf diese Weise ihre volle Wirksamkeit auf die Darmparasiten entfalten. Inzwischen hat man aber festgestellt, daß bei Nüchterneinnahme die Gefahr von resorptiven Nebenwirkungen steigt. Man findet z.B. das Auftreten von Schwindel, Erbrechen, Übelkeit u.a. Es wird daher heute empfohlen, Wurmmittel nach dem Essen einzunehmen.

Zusammensetzung der Nahrung

Zwischen der Wirkung von Arzneimitteln und der Zusammensetzung der Nahrung bestehen Wechselwirkungen (Interaktionen).

Beispiele:
▷ Eine kohlenhydratreiche Kost erhöht die Theophyllinspiegel, eine eiweißreiche Kost senkt sie. Ausweg: Retardiertes Theophyllin wird immer gleichmäßig resorbiert.
▷ Bei Zufuhr von Indometacin (Amuno) senkt eine kohlenhydratreiche Nahrung die Plasmaspiegel.
▷ Die Wirkung von Bisacodyl-Zubereitungen, z.B. Dulcolax, kann durch Milch und säureneutralisierende Magenmittel (Antacida) verändert werden. Die Wirksubstanz wird dann bereits im Magen freigesetzt. Sie führt zu Magenbeschwerden und zu stärkerer Wirkung. Ausweg: Getrennte Einnahme.

Zytostatika

Auch bei Anwendung von Zytostatika (= Arzneimittel zur Behandlung von bösartigen Neubildungen) konnte nachgewiesen werden, daß zu bestimmten Tageszeiten die Toxizität vermindert und die Heilungsquoten verbessert werden konnten.

Arzneimittel zur topischen Anwendung

Nachfolgend werden wichtige Anwendungsmodalitäten (Art und Weise der Anwendung) von Arzneimitteln zur topischen (äußeren) Anwendung beschrieben.

Augentropfen

Kopf nach hinten neigen. Die vom Augentropfglas losgeschraubte und mit Augentropfen gefüllte Pipette vor das Auge bringen. Dabei darf die Pipette das Auge nicht berühren, um die Keimfreiheit der Augentropfen zu erhalten. Mit der freien Hand Unterlid leicht nach unten ziehen und dann die vorgeschriebene Anzahl Tropfen seitlich in den Bindehautsack einträufeln. Dann Auge einige Male öffnen und schließen.
Es empfiehlt sich, unter das behandelte Auge eine kleine Menge Watte oder Zellstoff zu halten, damit austretende Flüssigkeit oder danebenfallende Tropfen keine Flecken in der Wäsche geben.
Augentropfen dürfen nach erstmaliger Öffnung des Verschlusses (nach Anbruch) höchstens 6 Wochen lang verwendet werden.

Augensalbe

Kopf nach hinten neigen. Mit der freien Hand Unterlid leicht nach unten ziehen und mit stumpfem Ende eines Augenglasstabes oder direkt aus dem entsprechend geformten Tubenende eine linsengroße Salbenmenge auf die Innenseite des Augenlides abstreichen. Durch leichtes Reiben wird die zugefügte Augensalbe gleichmäßig über den vorderen Teil des Augapfels verteilt.

Einreibemittel

Bei der Anwendung von Einreibemitteln ist je nach Zusammensetzung vorzugehen.

Folgende Vorschriften können bestehen:

① Vorgeschriebene Menge geringfügig verteilen und dann einreiben.

② Einreibemittel auftragen, einwirken lassen, einreiben.

159

③ a) Dünn bzw. wenig auftragen und sofort einreiben (Anwendungsart für Einreibungen, die keine sofortige Hyperämie hervorrufen, z.B. Franzbranntwein).

b) Reichlich auftragen, einige Minuten einwirken lassen, erst dann vollkommen einreiben. (Anwendungsart für Einreibungen, die eine starke Hyperämie = Rötung bzw. Wärmegefühl auf der Haut hervorrufen, z.B. Forapin-Liniment).

Einreibemittel, die eine starke Hyperämie verursachen, dürfen keinesfalls in die Augen oder auf Schleimhäute gelangen. Sie sind mit Hilfe von beigefügten Verreibern (z.B. bei Finalgon-Salbe) oder mit Gummi- bzw. Kunststoffhandschuhen aufzutragen bzw. einzureiben. Anschließend reinigt man die Hände gründlich mit Seife und Bürste, um jegliche Hautreizungen auszuschließen.

Gurgelmittel

Mittel zum Gurgeln werden im allgemeinen verdünnt angewendet. Ausnahmen machen z.B. die sich seit Jahren im Handel befindlichen Präparate Hexoral und Doreperol.

Nasentropfen

Sie dienen zur lokalen Anwendung.
Nase durch Schneuzen möglichst vom Schleim befreien.
Bei seitlich stark zurückgebeugtem Kopf wird mit Hilfe einer Tropfpipette die ärztlich verordnete, oder wenn keine ärztliche Verordnung vorliegt, die in der Gebrauchsinformation angegebene Menge Nasentropfen in jede Nasenöffnung gegeben.
Dann muß entsprechend den anatomischen Verhältnissen der während der Applikation zurückgelegte Kopf sofort weit nach vorn gebeugt werden, um ein Ablaufen in den Rachen zu verhindern (s. Abb. 22).

Leichtes Schnüffeln sorgt für eine möglichst gleichmäßige Verteilung entlang der Nasengänge.
Die Neuheit der Entwicklung von Dosierkammerpumpensprays stellt eine wesentliche Verbesse-

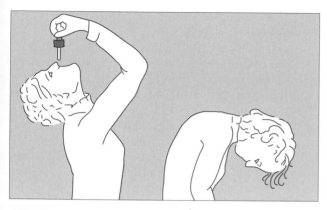

Abb. 22: Richtige Anwendung von Nasentropfen

rung der Anwendungsmöglichkeiten dar. Sie ermöglichen sowohl eine exakte Dosierung als auch eine gute Verteilung durch die vernebelnde Sprühdose.

Nasensprays aus Plastikknautschflaschen eignen sich weniger gut zur Anwendung, da die Freisetzungsmenge vom Preßdruck abhängt. Lit.: Liekfeld, H., Rhinopathien und Rhinologika, PZ, Nr. 21, 9–17 (1989).

Nasensprays

Wie bei allen lokal auf Schleimhäute der Augen, Mund und Nase aufzutragenden Präparaten ist es aus hygienischen Gründen empfehlenswert, die bereitgestellte Packung nur für die gegenwärtige Erkrankung und nur von einer Person zu benutzen.

Bei der Anwendung von Nasentropfen bzw. Nasensprays sind vor allem bei Säuglingen und Kleinkindern besondere Vorsichtsmaßnahmen einzuhalten; z.B. ist der Anwendungszeitraum zu beachten, wenn es sich um Präparate handelt, die Vasokonstriktoren (= Wirkstoffe, welche Blutgefäße zusammenziehen) enthalten. Die normale Empfehlung lautet: Nasentropfen nicht länger als 10 Tage benutzen, in Ausnahmefällen bis zu 4 Wochen.

Anwendungs-beschränkung

Auch konservierte Rhinologika (Mittel gegen Erkrankungen der Nase) sind nach Anbruch nur begrenzt haltbar. Als Richtwert gilt ein Zeitraum von drei Monaten für konservierte Lösungen in Pipetten- und Glasfläschchen.

Tropfpipetten und knautschbare Sprayfläschchen sollten zusammengedrückt aus der Nase gezogen werden. So wird vermieden, daß keimhaltiges Nasensekret angesaugt wird. Um zu vermeiden, daß Keime in das Arzneimittel übergehen, sollte der Nasenadapter oder die Pipettenspitze nach jedem Gebrauch mit einem sauberen Taschentuch abgewischt werden. Dies ist bei Verwendung von nicht konservierten Rhinologika besonders wichtig.

Quelle: Kirchner, W., Med. Mo. Pharm., 13, 286 (1990)

Ohrentropfen

Ohrentropfen und Ohrenspüllösungen dienen zur lokalen Applikation.

Sie dürfen nur bei intaktem Trommelfell angewandt werden, da ins Mittelohr gelangte Arznei- und Hilfsstoffe ototoxisch wirken können. Ein perforiertes Trommelfell kann der Patient an dem zischenden Geräusch erkennen, das er im betreffenden Ohr wahrnimmt, wenn er die Nase zuhält und dann wie beim Schneuzen bläst.

Ohrentropfen sollten vor der Anwendung auf Körpertemperatur angewärmt werden. Am einfachsten kann man dies erreichen, wenn sie in warmes Wasser gestellt werden. Man prüft die Temperatur, indem das Behältnis an die Wange gehalten wird. Ohrentropfen dürfen weder zu kalt noch zu warm angewendet werden.

Zweckmäßigerweise geht man dann so vor, daß sich der Patient auf die Seite des nicht erkrankten Ohres legt. Dann wird die vorgeschriebene Menge Ohrentropfen mit Hilfe einer Tropfpipette in den äußeren Gehörgang eingeträufelt. Nach etwa 10 Minuten wird der Ohreingang mit etwas Watte verschlossen. Dann kann der Kopf wieder aufgerichtet werden.

Nicht in jedem Fall ist es aber angebracht, nach dem Einträufeln der Ohrentropfen Watte in den Gehörgang einzubringen. Es ist immer zu bedenken, daß auf diese Weise eine feuchte Kammer entstehen kann, die ideale Bedingungen für die Besiedlung mit Bakterien und Pilzen schaffen würde.

Andererseits besteht aber auch die Möglichkeit, einen mit Ohrentropfen getränkten Tampon oder Gazestreifen in den äußeren Gehörgang einzulegen und immer wieder mit den Ohrentropfen zu befeuchten.

Rectiolen

Inhalt auf Körpertemperatur anwärmen. Kanüle einfetten und bis zum Schutzkragen in den Enddarm einführen. Sodann Füllkörper umfassen und durch Zusammendrücken entleeren.

Leere Rectiolen, wie auch leere Behältnisse von Einmal-Klysmen, bei deren Anwendung in ähnlicher Weise vorgegangen wird, werden desinfiziert und dann vernichtet.

Umschläge, Packungen

Sie werden im allgemeinen zweckmäßigerweise mit wasserdichten Kunststoff-Folien aus Polyaethylen oder Polyamid, z.B. Oclufol®, abgedeckt. Bei heiß anzuwendenden Packungen, z.B. Fango oder Umschlägen, kommt darüber noch ein angewärmtes wollenes Tuch.

Alkohol-Umschläge

Alkohol-Umschläge dürfen nicht luftdicht abgedeckt werden, da sonst hyperämisierende, entzündungsfördernde Wirkung anstelle der beabsichtigten kühlenden Wirkung eintritt.

Umschläge mit Drogen

Umschläge mit zerkleinerten Drogen oder Drogenauszügen.

Aus den Drogen wird je nach Vorschrift ein Aufguß bzw. eine Abkochung (siehe dort) hergestellt und entsprechend große Mullkompressen mit dem noch heißen Drogenauszug getränkt.

Vor dem Auflegen des heißen Umschlages oder auch einer heißen Packung wird mit der Handrückenprobe überprüft, ob sie nicht zu heiß sind. Anwendung von Leinsamenpackungen und Senfmehlpackungen siehe dort!

Salben

Dick auf Mullkompressen auftragen, nicht einreiben:
Wund- und Heilsalben, Brandsalben, Zugsalben.

Auftragen, einmassieren, mit warmem Tuch bedecken:
Brust-Salben, Brust-Balsame.

Auftragen, kräftig einmassieren:
Herzsalben.
Auftragen, 5 Minuten einwirken lassen, einmassieren:
Rheumasalben.

Salben werden, wenn sie nicht in Tuben abgefüllt sind, mit einem Salbenspatel (Metall, Kunststoff, Holz) der Kruke entnommen. Das Behältnis wird wieder sorgfältig, am besten mit Zellstoff gereinigt.

Zäpfchen

Zäpfchen (Suppositorien)
Sie werden nach Entleerung des Enddarmes eingeführt, es sei denn, es handelt sich um Abführzäpfchen.
Zuvor wird die Umhüllung, die heute meistens vorhanden ist, entfernt und zur Erzielung besserer Gleitfähigkeit angefeuchtet. Bei Bettlägerigen kann das Einführen in Bauch-, Seiten- oder Knie-Ellenbogenlage erfolgen.

Medizinisches Rechnen

Auch in der Kranken- und Altenpflege wird die Pflegeperson immer wieder vor die Aufgabe gestellt, Ausrechnungen, wenn auch einfacher Art, durchzuführen. Dabei treten oft Schwierigkeiten auf, besonders, wenn es um das Ausrechnen der verordneten Menge Arzneistoff geht. Es wird geraten, notwendige Ausrechnungen stets schriftlich zu machen. Voraussetzung für richtiges Ausrechnen sind Kenntnisse über die in der Medizin und Pharmazie verwendeten Maße und Gewichte. Dabei sollen hier nur die Maße und Gewichte zur Sprache kommen, die in der Praxis oft benutzt werden.

Es gibt sogenannte Basiseinheiten, von denen die übrigen Einheiten abgeleitet werden. **Basiseinheiten**
Basiseinheiten sind z.B. Meter (m) – für die Länge, Kilogramm (kg) – für die Masse, Sekunde (s) – für die Zeit.

Zur Bezeichnung der Bruchteile und Vielfachen (Zehnerpotenzen) dienen u.a. folgende Vorsatzsilben: **Vorsatzsilben**

M = Mega	10^6	=	1 000 000	Mio.fach
k = Kilo	10^3	=	1 000	Tausendfach
h = Hekto	10^2	=	100	Hundertfach
da= Deka	10^1	=	10	Zehnfach
d = Dezi	10^{-1}	=	0,1	Zehntel
c = Zenti	10^{-2}	=	0,01	Hundertstel
m = Milli	10^{-3}	=	0,001	Tausendstel
µ = Mikro	10^{-6}	=	0,000001	Mio.stel
n = Nano	10^{-9}	=	0,000000001	Mrd.stel
p = Pico	10^{-12}	=	0,000000000001	Bio.stel

Der Vorsatz ist ohne Zwischenraum vor den Namen der Einheit, das Kurzzeichen des Vorsatzes ohne Zwischenraum vor das Kurzzeichen der Einheit zu setzen.
In den nachstehenden Tabellen ist eine Auswahl gesetzlicher Einheiten zusammengestellt.

Länge

km	= Kilometer	1 km	=	1000 m		
m	= Meter	1 m	=	10 dm	=	100 cm
dm	= Dezimeter	1 dm	=	0,1 m	=	10 cm
cm	= Zentimeter	1 cm	=	0,01 m	=	10 mm
mm	= Millimeter	1 mm	=	0,001 m	=	0,1 cm
µm	= Mikrometer	1 µm	=	0,001 mm		
nm	= Nanometer	1 nm	=	0,000001 mm		

µ ist die alte Bezeichnung für µm. Sie sollte nicht mehr verwendet werden.

Rauminhalt (Volumen)

m^3	= Kubikmeter	$1\,m^3$	= $1000\,dm^3$	= $1\,000\,000\,cm^3$
dm^3	= Kubikdezimeter	$1\,dm^3$	= $1000\,cm^3$	
cm^3	= Kubikzentimeter	$1\,cm^3$	= $1000\,mm^3$	
mm^3	= Kubikmillimeter	$1\,mm^3$	= $\quad0,001\,cm^3$	

Es darf nicht mehr verwendet werden: cbm für m^3; ccm für cm^3; cmm für mm^3.

Ein besonderer Name ist der Liter mit dem Einheitszeichen l (besser Ltr. oder Liter ausgeschrieben, da immer wieder Verwechslungen vorkommen).

hl	= Hektoliter	1 hl		= 100 l	=	$100\,dm^3$
l	= Liter	1 l			=	$1\,dm^3$
dl	= Deziliter	1 dl	=	0,1 l		
cl	= Zentiliter	1 cl	=	0,01 l		
ml	= Milliliter	1 ml	=	0,001 l		

Gewicht

Der Ausdruck „Gewicht" ist eine seit langem übliche Bezeichnung für die Masse. Die Vergleichseinheit ist das Kilogramm. Es ist definiert als $1\,dm^3$ Wasser bei +4°C und einem Luftdruck von 760 mm Quecksilbersäule.

kg	= Kilogramm	1 kg	=	1000 g
g	= Gramm	1 g	=	0,001 kg
mg	= Milligramm	1 mg	=	0,001 g
µg	= Mikrogramm	1 µg	=	0,000001 g
ng	= Nanogramm	1 ng	=	0,000000001 g
pg	= Picogramm	1 pg	=	0,000000000001 g

Die frühere Bezeichnung für Mikrogramm γ (Gamma) darf nicht mehr verwendet werden.

Nicht mehr zu verwenden sind ebenfalls die Bezeichnungen Pfund (Pfd.) = ½ kg = 500 g; Zentner (Ztr.) = 50 kg; Doppelzentner (dz) = 100 kg.

Unzulässige Maßeinheiten

Abzulehnen ist die Ausdrucksweise „Gew.-%". Sie ist anzugeben als g/g; g/kg usw. oder in %, ‰ oder ppm (partes per millionem, englisch: parts per million).
Ebenso sollte man bei „Vol.-%" verfahren und angeben: g/ml, g/l oder, wenn es sich um zwei Flüssigkeiten handelt, ml/ml bzw. ml/l.

Noch vor etwa 40 Jahren wurden alle Stoffmengen jenseits von einem Zehntel Promille (0,0001) als „Null" betrachtet.
Die moderne Analytik ist seither immer mehr in Spurenbereiche vorgedrungen, die sich unserer Vorstellungskraft weitgehend entziehen.

Kleine Meßzahlen

Wie sind, z.B. in der Umweltdiskussion verwendete Maßzahlen, wie Milli-, Mikro-, Nanogramm einzuordnen, und was bedeuten die Begriffe ppm, ppb oder ppt?
1:100, Prozent (1 Teil bzw. Teile pro hundert Teile), Abkürzung %. Geläufiger Bereich: Bankzinssätze, Mehrwertsteuer u.a.
1:1 000, Promille (1 Teil bzw. Teile pro tausend Teile), Abkürzung ‰ oder 1 Gramm pro Kilogramm oder 1 g/kg.
Vorstellbarer Bereich: Alkohol-Promille-Grenze im Körper, z.B. 0,8 ‰ Alkohol sind 0,8 g Alkohol in 1 Liter Blut.
1:1 000 000, **P**art **p**er **M**illion (1 Teil bzw. Teile pro Million Teile), Abkürzung ppm oder 1 Milligramm pro Kilogramm oder 0,001 g/kg.

Kleinste Bereiche

Überträgt man dies zum Vergleich auf die Zeitmessung, entspricht das 31 Sekunden pro Jahr.
Die Grenzwertkonzentrationen am Arbeitsplatz bewegen sich in diesem Bereich. Als hochgiftig werden Stoffe bezeichnet, deren kleinste tödliche Dosis

gleich oder weniger als 5 ppm bei Aufnahme über den Verdauungstrakt beträgt.

1:1 000 000 000, **P**art **p**er **B**illion (1 Teil bzw. Teile pro Milliarde Teile), Abkürzung ppb (Milliarde amerikanisch „billion") oder 1 Mikrogramm pro Kilogramm oder 0,000001 g/kg. Auf die Zeitmessung übertragen entspricht das 3/100 Sekunden pro Jahr oder ein Körnchen Kochsalz im mit Wasser gefüllten Olympia-Schwimmbecken liegt im Konzentrationsbereich von ca. 1 ppb.

Der ppb-Bereich ist praktisch kaum noch vorstellbar. Zugelassene Höchstmengen von Rückständen in pflanzlichen und tierischen Lebensmitteln liegen in der Regel im ppm- bis ppb-Bereich. Die Höchstmengen sind so ausgewählt, daß sie bei normaler Lebensweise während der gesamten Lebenszeit des Menschen bei täglicher Einnahme keinerlei Wirkung zeigen.

1:1 000 000 000 000, **P**art **p**er **T**rillion (1 Teil bzw. Teile pro Billion Teile), Abkürzung ppt (Billion amerikanisch „trillion") oder 1 Nanogramm pro Kilogramm oder 0,000000001 g/kg. Auf die Zeitmessung übertragen entspricht das 1 Sekunde in 31 688 Jahren.

Der Nachweis eines ppt einer Substanz entspricht auch in etwa dem Auffinden eines Roggenkorns in 100 000 Tonnen Weizenmehl (Güterzug von 20 km Länge).

In der ppt-Größenordnung können zur Zeit erst einige wenige organische Verbindungen nachgewiesen werden.

Mit Hilfe modernster Analysenmethoden werden heute Substanzen auch dort nachgewiesen, wo sie vorher niemand vermutete.

Die heutigen Erfassungsgrenzen liegen meist weit unter den für einen unbedenklichen Umfang festgesetzten Werten. Alle 92 natürlichen Elemente sind seit jeher Bestandteile unserer Umwelt, unserer Nahrung und unseres Körpers.

Geändert hat sich nur, daß wir inzwischen die Größenordnung ihrer Vorkommen kennen.

Der Druck wurde bisher u. a. in mm Quecksilber- **Druck**
säule (mm QS) angegeben. Er stellt den Druck dar,
den eine Quecksilbersäule entsprechender Höhe
infolge ihrer Gewichtskraft auf ihre Grundfläche
ausübt.
Die gesetzliche Einheit für den Druck ist das Pascal
(Pa). Da dies aber ein außerordentlich geringer
Druck ist, wurde für 100 000 Pa die Bezeichnung Bar
(Einheitszeichen bar) eingeführt.
1 mm Quecksilbersäule entsprechen 1,33322 m bar.
Einem Druck (Barometerstand) von 760 mm (= 760
Torr) entsprechen 1,013 bar oder 1013 mbar.
100 mm Hg Blutdruck = 133 mbar.

Nach einem Entscheid der WHO im Jahre 1981 wurde auf Antrag verschiedener Delegationen u. a. der
Bundesrepublik Deutschland auf den ursprünglich
vorgesehenen Ersatz der Meßeinheit mm Hg für
den Blutdruck durch k Pa verzichtet und die alte **Blutdruck**
Meßeinheit mm Hg beibehalten.
Daneben kann die Einheit k Pa verwendet werden.

Gesetzliche Einheit für Energie, Arbeit und Wärme-
menge ist das Joule (Einheitszeichen J). **Joule**
1 Joule (1 J) = 1 Wattsekunde (Ws).
An die Stelle des bisher verwendeten Begriffs Kalorie bzw. Kilokalorie (kcal) tritt nunmehr das Kilo-
joule (kJ).
1 kcal = 4,2 kJ
So wird man in Zukunft bei Nahrungsmitteln nur
noch Angaben in kJ finden, z. B.
bisher
100 g Brot = 228 kcal
künftig
100 g Brot = 960 kJ

Vielfach werden aber auch heute noch in der Medizin, besonders wenn eine ganz genaue Dosierung **Empirische**
nicht erforderlich ist, sogenannte empirische Maße **Maße**
verwendet:
1 Messerspitze	=	0,5–1 g
1 Tee- oder Kaffeelöffel	=	5 ml
1 Kinder- oder Dessertlöffel	=	10 ml

169

1 Eßlöffel	= 15 ml
1 Weinglas	= 100 ml
1 Tasse	= 150–200 ml
1 Wasserglas	= 200 ml
1 Fußbad	= 5–20 l
1 Sitzbad	= 20–30 l
1 Vollbad	= 250 l

1 Eßlöffel auf 1 Glas (Tasse)	entspricht = 1:10
1 Teelöffel auf 1 Glas (Tasse)	entspricht = 1:30
1 Eßlöffel auf ½ l (500 ml)	entspricht = 1:33
1 Teelöffel auf ½ l (500 ml)	entspricht = 1:100

**Rechen-
beispiele**

Im folgenden sind einige Rechenbeispiele aufgeführt, die auf der Pflegestation vorkommen können:

① Vom medizinischen Untersuchungslabor kommt der Befund eines Patienten, in welchem 250 mg% Blutzucker angegeben sind. Das bedeutet, daß 250 mg Traubenzucker in 100 ml Blut enthalten sind.

② Ein Arzt verordnet einem Patienten 10 mg = 0,01 g Morphium. Vorhanden ist eine 2%-Morphiumlösung. Es wird nun folgende Überlegung angestellt: 2%ige Morphiumlösung heißt, daß 2 g Morphium in 100 g Gesamtmenge (davon 98 g Wasser als Lösungsmittel) enthalten sind. 10 g 2%ige Morphiumlösung enthalten daher 200 mg = 0,2 g Morphium, 1 g enthalten 20 mg = 0,02 g, und 0,5 g enthalten 10 mg = 0,01 g Morphium, was in der Praxis gleich 0,5 ml Morphiumlösung gleichzusetzen ist und etwa 10 Tropfen entspricht (1 g bzw. 1 ml Wasser = 20 Tropfen, gemessen mit dem Normaltropfenzähler).

③ Eine Pflegeperson hat 1 l einer 5% Desinfektionslösung herzustellen. Sie rechnet aus, wieviel 5% von 1 l sind und nimmt dann einen Meßbecher oder Meßzylinder, mit dessen Hilfe 50 ml Desinfektionsmittel abgemessen werden. Die abgemessene Menge Desinfektionsmittel, in unserem Falle 50 ml, werden in einem größeren

Meßbecher (Mensur), in welchem mindestens 1 l abmeßbar sein muß, geschüttet und auf die Marke 1000 ml mit Wasser aufgefüllt und umgerührt.

Wiederholungsfragen ?

① Wie nennt man die Bezeichnungsweise der Arzneimittel?
② Nennen Sie einige Arzneimittel, die mit ihrem Namen angeben, wofür sie bestimmt sind!
③ Was bedeuten Wirkstoffnamen?
④ Welche Voraussetzungen müssen gegeben sein, um einen neuen Arzneistoff in den Handel bringen zu können?
⑤ Wie sind Arzneimittel zu lagern?
　Wie muß der Arzneimittelschrank beschaffen sein?
　Nennen Sie eine günstige Gliederung für den Arzneischrank!
⑥ Was verstehen Sie unter lichtempfindlichen Arzneimitteln?
⑦ Nennen Sie einige feuergefährliche Flüssigkeiten!
⑧ Was ist mit begrenzter Haltbarkeit gemeint?
⑨ Wie sind Arzneimittel mit begrenzter Haltbarkeit einzuteilen?
⑩ Wer hat die Kontrolle der Arzneimittel im Arznei-Schrank durchzuführen?
⑪ Nennen Sie einige Punkte, die bei der Verabreichung der Arzneimittel wichtig sind!
⑫ Warum ist der Zeitpunkt der Arzneigabe von großer Bedeutung?
　Nennen Sie einige Arzneimittel, die zu bestimmten Zeiten verabreicht werden sollen!
⑬ Was bedeutet für Sie „medizinisches Rechnen"?
⑭ Kennen Sie „empirische Maße"?
　Zählen Sie einige Maßeinheiten auf!
⑮ Wie heißen die sogenannten Basiseinheiten, von denen die übrigen Einheiten abgeleitet werden?
⑯ Nennen Sie einige Beispiele zur Bezeichnung der Bruchteile und Vielfachen von Zehnerpotenzen!
⑰ Welche Längenmaße kennen Sie?
⑱ Wie sollte die Abkürzung für Liter geschrieben werden?
⑲ Was ist ein Milliliter?
⑳ Wodurch ist das Kilogramm definiert?
㉑ Welche Gewichtsbezeichnungen dürfen heute offiziell nicht mehr verwendet werden?
㉒ In welcher Maßeinheit wird üblicherweise der Blutdruck angegeben?
㉓ Wodurch wurde der Begriff Kalorie bzw. Kilokalorie ersetzt?
㉔ Was bedeuten die Begriffe Prozent und Promille und welche Abkürzungen werden hierfür verwendet?

IV. Verkehr mit Arznei- und Betäubungsmitteln

Das Apothekengesetz

Das Gesetz über das Apothekenwesen (Apotheken-
gesetz) von 1960, zuletzt geändert im Jahre 1980,
regelt die Errichtung und den Betrieb von Apotheken, wobei der erste Absatz des § 1 dieses Gesetzes
besondere Bedeutung hat. Er lautet: „Den Apotheken obliegt die im öffentlichen Interesse gebotene
Sicherstellung einer ordnungsgemäßen Arzneimittelversorgung der Bevölkerung." Die Erfüllung
dieser Aufgabe gilt aber auch für Krankenhäuser
und Pflege- bzw. Altersheime, d.h. die Sicherstellung der ordnungsgemäßen Arzneimittelversorgung ist durch Apotheken durchzuführen, sei es mit
Hilfe einer öffentlichen oder einer Krankenhausapotheke.

Sicherstellung einer ordnungsgemäßen Arzneimittel-versorgung

Im allgemeinen beziehen Pflege- bzw. Altersheime
die benötigten Arzneimittel über eine ortsansässige
Apotheke, wobei bei Vorhandensein von mehreren
Apotheken der Bezug des Arzneimittelbedarfs im
Wechsel erfolgt.
Damit ist gewährleistet, daß keine Wettbewerbs-
vorteile für eine Apotheke auftreten.
Im übrigen hat jeder Heimbewohner das Recht, die
ihm verordneten Arzneimittel selbst in der Apotheke seiner Wahl zu holen.
Wenn der Heimbewohner dazu nicht in der Lage
ist, hat die Heimleitung die Arzneimittelversorgung
zu übernehmen und in der beschriebenen Weise zu
verfahren.
Heime unter ständiger, verantwortlicher Leitung
eines Arztes (hauptamtlicher am Pflegeheim ange-
stellter Arzt) können mit einer öffentlichen oder
auch Krankenhausapotheke, in deren Versor-
gungsbereich das Pflegeheim liegen muß, einen

Arzneimittelversorgungsvertrag (§ 14 Apotheken-gesetz) abschließen. Daraus resultieren einige Vorteile. Unter anderem können damit Kostenein-sparungen durch Bezug von Anstaltspackungen (Großpackungen) erzielt werden. Ferner kann das Arzneimittelsortiment durch Erstellung einer Arz-neimittelliste durch Übereinkunft des ärztlichen Leiters des Pflegeheimes mit dem Leiter der Versor-gungsapotheke erheblich gestrafft werden.

Im Versorgungsvertrag wird auch festgelegt, daß ein Apotheker der versorgenden Apotheke die rich-tige Lagerung der Arzneimittel auf den Pflegesta-tionen zu kontrollieren hat bzw. das Pflegeheim in allen Arzneimittelfragen zu beraten hat. Auch diese Tätigkeiten führen zu erheblichen Kosteneinspa-rungen.

Apotheken-betriebsordnung

Sie wurde im Jahre 1968 aufgrund des Apotheken-gesetzes erlassen und liegt heute in der Fassung von 1994 vor.

Diese Verordnung regelt den ordnungsgemäßen Betrieb einer Apotheke und enthält zahlreiche Vor-schriften, u. a. die richtige Lagerung der Arzneimit-tel.

Einige davon gelten auch für Pflege- bzw. Alters-heime und für die Verbrauchstellen der Kranken-häuser. Die dafür geltenden Vorschriften sind in die entsprechenden Kapitel des Buches eingeflossen.

Weitere gesetzliche Vorschriften über den richtigen Umgang mit Arzneimitteln sind:

■ Die Verordnung über den Verkehr mit brennba-ren Flüssigkeiten.

■ Bekanntmachung einer Empfehlung über Lager-hinweise für Fertigarzneimittel des Bundesmini-sters für Jugend, Familie und Gesundheit.

■ Verordnung über gefährliche Stoffe (Gefahr-stoffverordnung GefStoffV) von 1986. Kern der Gefahrstoffverordnung ist es, den Schutz vor Ge-fahrstoffen zu verbessern (s. auch Arzneimittelleh-re, Spez. Teil, Kapitel 12).

Das Arzneimittelgesetz (AMG)

Die Herstellung von Arzneimitteln in Apotheken unterliegt schon seit langer Zeit strengen Rechtsvorschriften.

Gesetz über den Verkehr mit Arzneimitteln

Für die industrielle Fertigung von Arzneimitteln hingegen, besonders für die sogenannten Fertigarzneimittel, gab es bis 1961 keine ausreichenden gesetzlichen Regelungen. Vor allem fehlten gesetzliche Bestimmungen über die persönlichen Anforderungen an den Hersteller und über die Bedingungen hinsichtlich der Räume und der Einrichtungen für die Herstellung. Das Arzneimittelgesetz von 1961 brachte durch seine klaren Begriffsbestimmungen erstmals Ordnung in das weite Gebiet des Arzneimittelverkehrs. Bis zum Inkrafttreten des Arzneimittelgesetzes konnte zum Beispiel jedermann ohne Erlaubnis und Nachweis ausreichender Sachkenntnis Arzneimittel herstellen und in den Handel bringen.

Das Arzneimittelgesetz von 1961 änderte diesen unhaltbaren Zustand. Es enthält eine umfassende Definition, was ein Arzneimittel ist und grenzt gegen die Lebensmittel und die ihnen nach dem Lebensmittelgesetz gleichstehende Stoffe und Zubereitungen ab. Die Herstellung von Arzneimitteln wurde erlaubnispflichtig und der Nachweis von Sachkunde Vorschrift. Für alle abgabefertig verpackten Arzneimittel (Fertigarzneimittel) wurden bestimmte Kennzeichnungen erforderlich. Auch mußten sie beim Bundesgesundheitsamt registriert werden. Große Bedeutung hatte auch die Abgrenzung zwischen apothekenpflichtigen und freiverkäuflichen Arzneimitteln.

Das Arzneimittelgesetz von 1961 ist in den folgenden Jahren mehrfach novelliert worden und wurde 1976 dann durch ein neues Arzneimittelgesetz abgelöst, welches nachfolgend teilweise erläutert wird.

Gesetz zur Neuordnung des Arzneimittelrechtes

Am 1. Januar 1978 trat das im Jahre 1976 vom Bundestag und Bundesrat einstimmig verabschiedete „Gesetz zur Neuordnung des Arzneimittelrechtes (Zweites Arzneimittelgesetz) in Kraft. Das Zweite Arzneimittelgesetz (AMG) löste das aus dem Jahre 1961 stammende und seither mehrfach novellierte „Gesetz über den Verkehr mit Arzneimitteln ab". Es wurde erstmals 1983 geändert.

Seit 1987 ist das zweite Gesetz zur Änderung des Arzneimittelgesetzes in Kraft. Es ist in 19 Abschnitte mit 99 Paragraphen gegliedert.

Dann wurde im Jahre 1988 das „Dritte Gesetz zur Änderung des Arzneimittelgesetzes" erlassen. Das Gesetz zur Änderung des Gesetzes zur Neuordnung des Arzneimittelrechtes folgte im Jahre 1989. Das „Vierte Gesetz zur Änderung des Arzneimittelgesetzes" trat 1990, das Fünfte Änderungsgesetz 1994 in Kraft.

Erstes Änderungsgesetz

Die Änderung im Jahre 1983 wird auch als „Tierarzneinovelle" bezeichnet.

Sie verschärft vor allem die Vorschriften, die den Verbraucher vor unzulässigen Arzneimittelrückständen in Lebensmitteln schützen sollen.

Zum Beispiel bewirkt der Zusatz von Antibiotika und Stoffe mit hormonaler Wirkung zum Tierfutter eine bessere Fleischleistung. Unkontrollierte und mißbräuchliche Anwendung dieser Stoffe können besondere Gefahren bei der Ernährung des Menschen beinhalten.

Zur Überwachung wurde der pharmazeutischen Industrie die Entwicklung von Rückstandsnachweisverfahren auferlegt.

Zweites Änderungsgesetz Ziele des Gesetzes

Zwei Hauptziele sollten mit dem Zweiten Arzneimittelgesetz erreicht werden:

① Eine Optimierung der Arzneimittelsicherheit, d.h., es soll im Interesse einer ordnungsgemäßen Arzneimittelversorgung für mehr Sicherheit im Verkehr mit Arzneimitteln sorgen bzw. durch vorsorgliche Maßnahmen den Verbraucher beim Umgang mit Arzneimitteln schützen.

Das neu eingeführte Zulassungsverfahren, in dem die Arzneimittel auf Wirksamkeit, Unbedenklichkeit und Qualität geprüft werden, soll gewährleisten, daß nur einwandfrei entwickelte Arzneimittel in den Verkehr gelangen.

Die sachgerechte Anwendung soll durch eine obligatorische Gebrauchsinformation sichergestellt werden.

Eine ständige Überwachung aller im Verkehr befindlichen Arzneimittel soll etwaige Fehler oder Risiken möglichst frühzeitig erkennen lassen.

② Eine Angleichung an internationale Standards.

Das Zweite Gesetz zur Änderung des Arzneimittelgesetzes brachte eine weitere wesentliche Verbesserung der Arzneimittelsicherheit, vor allem auch für den Verbraucher.

So müssen jetzt alle Fertigarzneimittel mit einem offenen Verfalldatum gekennzeichnet sein, und zwar durch den auch früher schon gebräuchlichen Hinweis „Verwendbar bis". Damit hat der Verbraucher eine Kontrolle darüber, wie alt die gekauften Arzneimittel sind und wie lange er die Mittel noch verwenden kann.

Neu ist auch, daß Arzneimittel, die nur einen medizinisch wirksamen Bestandteil haben, außer mit dem Markennamen auch mit der Bezeichnung des Wirkstoffes zu kennzeichnen sind. Dabei sind die internationalen Kurzbezeichnungen der WHO (Weltgesundheitsorganisation) oder – falls es keine derartigen Bezeichnungen gibt – gebräuchliche wissenschaftliche Bezeichnungen zu verwenden. Das erleichtert dem Verbraucher die Übersicht auf dem Arzneimittelmarkt.

Neue Kennzeichnungspflichten

Außerdem wurde durch das neue Gesetz klargestellt, daß jeder einzelne beobachtete Fall einer unerwünschten Wirkung von Arzneimitteln anzuzeigen ist, auch wenn es für das betreffende Mittel schon bekannt war.

Meldung unerwünschter Wirkungen

Die Anzeigepflicht des Pharmaherstellers gegenüber dem Bundesgesundheitsamt (Zulassungsbehörde für Fertigarzneimittel) erstreckt sich damit auf alle Einzelfälle einer Neben- oder Wechselwirkung, die die Gesundheit schädigen kann. Denn nur, wenn die Zulassungsbehörde eine umfassende Kenntnis über alle solche Fälle hat, auch der im Ausland beobachteten und dem Hersteller bekannt gewordenen, kann sie den Nutzen und das Risiko eines Präparates zuverlässig bewerten.

„Gebrauchs-information für Fachkreise"

Eine Neuerung ist auch die Vorschrift, daß der pharmazeutische Unternehmer künftig verpflichtet ist, allen Ärzten und Apothekern für Fertigarzneimittel auf Anforderung eine „Gebrauchsinformation für Fachkreise" zur Verfügung zu stellen.

Diese muß die Überschrift „Fachinformation" tragen und hat über den Pflichtinhalt der bisherigen einheitlichen Packungsbeilage hinaus eine Reihe weiterer Angaben zu enthalten, z.B. Inkompatibilitäten (Unverträglichkeit zweier oder mehrerer gleichzeitig angewendeter Arzneimittel), Notfallmaßnahmen u.a.

Die Einführung einer besonderen Fachinformation hat ihren Grund in der Erfahrung, daß die Packungsbeilage als gleichzeitiges Informationsmedium für Arzt und Patient ungeeignet ist.

Drittes Änderungsgesetz

Das im Jahre 1988 verkündete „Dritte Änderungsgesetz" dient in erster Linie dem Abbau des unerwartet angelaufenen Staus der Zulassungsanträge für Fertigarzneimittel.

Viertes Änderungsgesetz

Durch die vierte Novelle des Arzneimittelgesetzes im Jahre 1990 wurden u.a. erleichterte Bedingungen für die Zulassung von Fertigarzneimitteln geschaffen.

Ein weiteres Ziel war ein besserer Schutz von Naturheilmitteln, die Erhöhung der Arzneimittelsicherheit sowie weitere Anpassungen an das EG-Recht.

Ferner wurde vorgeschrieben, daß die Verbraucher in der Packungsbeilage über alle Inhaltsstoffe, also auch Hilfsstoffe in Arzneimitteln unterrichtet werden müssen. Bisher waren nur die arzneilich wirksamen Bestandteile aufzuführen. **Angabe der Hilfsstoffe**

Die Novelle regelt auch die Werbung in Funk und Fernsehen für Arzneimittel neu. Künftig muß der Satz „Zu Risiken und Nebenwirkungen lesen Sie die Packungsbeilage und fragen Sie Ihren Arzt oder Apotheker" eingeblendet werden. **Werbung**

Diese Bestimmung ersetzt die Verpflichtung, alle Nebenwirkungen und Wechselwirkungen mit anderen Medikamenten in die Werbung einzublenden, wie dies bisher nötig war.

Das Ergebnis des „Fünften Änderungsgesetzes = 5. AMG-Novelle" führte zu einer umfassenden Neuregelung des deutschen Arzneimittelrechts. Zahlreiche neue Vorschriften und Bestimmungen wurden in das Gesetz aufgenommen: **Fünftes Änderungsgesetz**

▶ **Die Anpassung des deutschen Arzneimittelrechtes an das EG-Recht,** z. B. die Regelung der Diplomanerkennung von pharmazeutisch-technischen Assistenten und die Änderung der Apothekenbetriebsordnung. Diese Änderung erlaubt nun den Apotheken künftig den Verkauf von Mitteln zur Entwöhnung des Rauchens sowie von Büchern und Zeitschriften zur Unterstützung der Beratungstätigkeit des Apothekers. **Anpassung an das EG-Recht**

Auch der Verkauf aller Mittel und Gegenstände zur Körperpflege und Hygiene ist nun möglich.

▶ **Die Präzisierung der Kennzeichnung von Arzneimittelbehältnissen und Verpackungen:** **Neue Kennzeichnungsvorschriften**
▷ u. a. müssen Hilfsstoffe künftig auf Behältnissen und Verpackungen angegeben werden, sofern vom Bundesgesundheitsamt oder durch Rechtsverordnung vorgeschrieben,

▷ bei Arzneimitteln zur Injektion oder topischen Anwendung, einschließlich der Anwendung am Auge, müssen alle Bestandteile angegeben werden,

▷ Behältnisse und Verpackungen müssen den Hinweis tragen, daß Arzneimittel unzugänglich für Kinder aufzubewahren sind,

▷ Verfalldaten sind in Zukunft mit Monat und Jahr anzugeben,

▷ Blisterpackungen müssen künftig mit Verfalldatum und der Chargenbezeichnung gekennzeichnet sein,

▷ für homöopathische Arzneimittel ist der Hinweis: „Registriertes homöopathisches Arzneimittel, daher ohne Angabe einer therapeutischen Indikation" Vorschrift. Bei Anwendung homöopathischer Medikamente ist beim Anwender ferner der Hinweis erforderlich, daß medizinischer Rat einzuholen ist, wenn Krankheitssymptome fortdauern.

Besondere Patienteninformation

▶ **Besondere Patienteninformation mit Hilfe der Packungsbeilage.**
Folgende Hinweise sind dort aufzuführen:

▷ für den Fall der Überdosierung,

▷ den Fall der unterlassenen Einnahme,

▷ Folgen des Absetzens,

▷ bei Nebenwirkungen zu ergreifende Maßnahmen,

▷ dem Arzt oder Apotheker jede Nebenwirkung mitzuteilen, die in der Packungsbeilage nicht aufgeführt ist,

▷ die Warnung der Patienten, daß ein Arzneimittel nicht mehr zu verwenden ist, wenn sichtbare Anzeichen dafür sprechen.

Neu ist auch, daß die Packungsbeilage:

▷ das Datum ihrer Erstellung enthalten muß,

▷ Erläuterungen zu den einzelnen Abschnitten zulässig sind,

▷ bei Gegenanzeigen, Vorsichtsmaßnahmen und Wechselwirkungen auf die besondere

Situation bestimmter Personengruppen wie Kinder, Schwangere, stillende Frauen, ältere Menschen oder Patienten mit spezifischen Erkrankungen gezielt eingehen muß,

▷ mögliche Auswirkungen des Arzneimittels auf das Reaktionsvermögen, z.B. die Fahrtüchtigkeit, die Bedienung von Maschinen u.a., anzugeben sind.

► **Klinische Prüfungen**

▷ Teilnehmer an klinischen Prüfungen müssen künftig ihr Einverständnis zur Aufzeichnung von Krankheitsdaten im Rahmen der klinischen Prüfung und ihre Weitergabe zur Überprüfung an den Auftraggeber, die Überwachungs- oder Zulassungsbehörde geben,

▷ Voraussetzung zur Durchführung von klinischen Prüfungen ist die zustimmende Bewertung der nach Landesrecht gebildeten Ethikkommissionen.

Klinische Prüfungen

► **Arzneibuch**
Es wird zu einer amtlichen Sammlung von Qualitätsnormen umgestaltet und nicht mehr wie bisher als Rechtsverordnung erlassen.

Arzneibuch

► **Blutprodukte**
Die Sicherheit von Blut und Blutprodukten wird durch eine Reihe von Maßnahmen verbessert. U.a. wird eine Verordnung über die Einführung einer staatlichen Chargenprüfung bei Blutzubereitungen erlassen.

Blutprodukte

► **Heilmittelwerberecht**
In den Printmedien (Druckerzeugnissen) bleibt weiterhin die Vorschrift auf Hinweise von Pflichtangaben wie Risiken und Nebenwirkungen bestehen.
Der Hinweis „Zu Risiken und Nebenwirkungen lesen Sie die Packungsbeilage und fragen Sie

Werbung

Ihren Arzt oder Apotheker", wie bei der Werbung in Funk und Fernsehen möglich, genügt nicht.

Erster Abschnitt

Zweck des Arzneimittelgesetzes

Zweck dieses Gesetzes ist die ordnungsgemäße Arzneimittelversorgung von Mensch und Tier und ferner, für die Sicherheit im Verkehr mit Arzneimitteln (Qualität, Wirksamkeit und Unbedenklichkeit) zu sorgen.

Arzneimittelbegriff

Arzneimittel sind Stoffe und Zubereitungen aus Stoffen, die dazu bestimmt sind, durch Anwendung am oder im menschlichen oder tierischen Körper

① Krankheiten, Leiden, Körperschäden oder krankhafte Beschwerden zu heilen, zu lindern, zu verhüten oder zu erkennen,

② die Beschaffenheit, den Zustand oder die Funktionen des Körpers oder seelische Zustände erkennen zu lassen (Diagnostika),

③ vom menschlichen oder tierischen Körper erzeugte Wirkstoffe oder Körperflüssigkeiten zu ersetzen,

④ Krankheitserreger, Parasiten oder körperfremde Stoffe zu beseitigen oder unschädlich zu machen oder

⑤ die Beschaffenheit, den Zustand oder die Funktion des Körpers oder seelische Zustände zu beeinflussen.

Geltungsarzneimittel

Als Arzneimittel gelten

① Gegenstände, auf die ein Arzneimittel aufgebracht oder enthalten ist (z.B. Transdermale therapeutische Systeme, s.S. 127),

② Gegenstände, die in den menschlichen oder tierischen Körper dauernd oder vorübergehend eingebracht werden (z.B. Endoprothesen; Pessare), ausgenommen ärztliche Instrumente,

③ Verbandstoffe und chirurgisches Nahtmaterial,

④ Desinfektionsmittel,

⑤ ärztliche, zahnärztliche oder tierärztliche Instrumente und sogenannte Mecicalprodukte, z. B. E.-Artikel, wenn aus der Kennzeichnung hervorgeht, daß sie einem Verfahren zur Verminderung der Keimzahl unterzogen wurden.

Arzneimittel sind nicht: **Abgrenzung**
- [ ] Lebensmittel,
- [ ] Bedarfsgegenstände,
- [ ] Tabakerzeugnisse,
- [ ] kosmetische Mittel,
- [ ] Gegenstände zur Körperpflege,
- [ ] Futtermittel.

Zweiter Abschnitt

Arzneimittel müssen den Anforderungen des Arzneibuches entsprechen. **Anforderungen**

Fertigarzneimittel (im neuen Arzneimittelgesetz nicht mehr Arzneispezialität bzw. Arzneifertigware genannt) sind Arzneimittel, die im voraus hergestellt und in einer zur Abgabe an den Verbraucher bestimmten Packung in den Verkehr gebracht werden. **Fertigarzneimittel-Definition**

Zum Unterschied: auf Rezept in der Apotheke vom Apotheker hergestellte Arznei.

Auf den Behältnissen von Fertigarzneimitteln und den äußeren Umhüllungen, soweit verwendet, müssen in deutlich lesbarer Schrift folgende Angaben gemacht sein: **Kennzeichnung der Fertigarzneimittel**
- [ ] der Name oder die Firma und die Anschrift des pharmazeutischen Unternehmens,
- [ ] die Bezeichnung des Arzneimittels,
- [ ] die Zulassungsnummer (Zul.-Nr.) bzw. bei homöopathischen Mitteln die Registriernummer (Reg.-Nr.),
- [ ] die Chargenbezeichnung (Ch.-B.). Wenn das Arzneimittel nicht in Chargen in den Verkehr gebracht werden kann, genügt die Angabe des Herstellungsdatums,
- [ ] die Darreichungsform (Arzneiform),

☐ der Inhalt nach Gewicht, Rauminhalt oder Stückzahl,

☐ die Art der Anwendung,

☐ die wirksamen Bestandteile nach Art und Menge,

☐ der Hinweis „verwendbar bis ...",

☐ die Aufschrift „Verschreibungspflichtig" bei re-
zeptpflichtigen Arzneimitteln, die Aufschrift
„Apothekenpflichtig" bei apothekenpflichtigen
Arzneimitteln,

☐ bei Mustern der Hinweis: „Unverkäufliches Muster",

☐ Warn- und Lagerhinweise.
(s. auch S. 180)

Erläuterungen zur Kennzeichnung der Packungen
von Fertigarzneimitteln

Hersteller-Angaben ① Name und Anschrift des Herstellers
Diese vorgeschriebenen Angaben sind fast
selbstverständlich, weil der Hersteller dafür die
Verantwortung trägt, daß das Fertigarzneimittel
die vom Arzneimittelgesetz geforderte Qualität
besitzt. Unter Qualität versteht man die Güte eines Arzneimittels. Sie wird bestimmt durch
Identität, Reinheit, Gehalt und die sonstigen
chemischen, physikalischen und biologischen
Eigenschaften und hat den anerkannten Regeln
der pharmazeutischen Wissenschaft zu entsprechen.
Kommt ein Patient durch weniger gute Qualität
eines Arzneimittels zu Schaden, so kann er den
Hersteller schadenersatzpflichtig machen.

Zulassungs- ② Zulassungs-Nummer
Nummer Ein Arzneimittel kann nicht ohne weiteres in
den Handel gebracht werden. Es ist auf Grund
von Vorschriften des Arzneimittelgesetzes vom
Bundesgesundheitsamt zuzulassen.
Der Hersteller muß dem Bundesgesundheitsamt
nachweisen, daß das Arzneimittel, welches in
den Verkehr gebracht werden soll, sowohl wirksam als auch unbedenklich ist und den Wirkstoff

in der Weise enthält, wie er auf der Packung angegeben ist. Hierfür sind vom Hersteller umfangreiche Unterlagen und Gutachten über die Ergebnisse der chemischen, physikalischen, pharmakologischen und klinischen Prüfung einzureichen.

Das Bundesgesundheitsamt prüft die Unterlagen. Es kann die Zulassung verweigern, wenn die eingereichten Unterlagen ungenügend sind oder zu Kritik Anlaß geben und damit das Arzneimittel vom Markt fernhalten. Werden alle Forderungen des Arzneimittelgesetzes erfüllt, erhält es vom Bundesgesundheitsamt eine Zulassungs-Nummer und kann in den Verkehr gebracht werden.

Homöopathische Arzneimittel brauchen nicht zugelassen zu werden. Sie werden beim Bundesgesundheitsamt in das Register für homöopathische Arzneimittel eingetragen und erhalten eine Registrier-Nummer.

Homöopathische Arzneimittel

Voraussetzung für die Registrierung dieser Arzneimittel ist aber auch die Vorlage bestimmter Angaben, Unterlagen und Gutachten nach den Vorschriften des Arzneimittelgesetzes. Angaben über Anwendungsgebiete dürfen bei homöopathischen Arzneimitteln nicht gemacht werden (s. auch S. 180).

Registrier-Nummer

③ Chargenbezeichnung bzw. Herstellungsdatum Große Arzneimittelmengen können nur in Teilmengen (Chargen) hergestellt werden. Eine Charge ist die jeweils in einem einheitlichen Herstellungsgang erzeugte Menge eines Arzneimittels, die zu Kontrollzwecken von der ersten Herstellungsstufe an bis zur Endstufe mit einer Bezeichnung versehen wird, die man Chargenbezeichnung nennt.

Chargen-bezeichnung

Herstellungs-datum

Mit Hilfe dieser Bezeichnung kann jede Herstellungsstufe zurückverfolgt werden.

Der Hersteller ist verpflichtet, von jeder Charge einige Muster (Rückstellmuster) aufzubewah-

Rückstellmuster

ren, um später, wenn irgendwelche Beanstandungen auftreten, feststellen zu können, ob die Beanstandung zu Recht besteht oder nicht.

Wichtig ist auch zu wissen, daß der Apotheker anhand der Chargenbezeichnung mit Hilfe eines Chargenschlüssels das Alter eines Arzneimittels feststellen kann.

Chargenschlüssel

Art der Anwendung

④ Auf der Packung eines Fertigarzneimittels muß angegeben sein, wie das Arzneimittel angewendet werden soll, d.h., ob es z.B. zum Einnehmen, zum Auftragen oder gar zur Injektion o.a. bestimmt ist. Ferner, ob z.B. Tabletten einmal oder dreimal, vor oder nach dem Essen eingenommen werden sollen.

Gebrauchs-anweisung

In Gebrauchsanweisungen auf Fertigarzneimitteln findet man in der Regel den Zusatz:
„Falls vom Arzt nicht anders verordnet." Diese Angabe bedeutet, daß die Dosierung der Gebrauchsanweisung zu befolgen ist, d.h. nur wenn der Arzt sich nicht darüber geäußert hat, wie das Arzneimittel einzunehmen ist, richtet man sich nach der Gebrauchsanweisung auf der Packung bzw. Packungsbeilage. Dabei sollte man sich darüber klar sein, daß die Gebrauchsanweisung auf der Packung nur Durchschnittsangaben (Normdosen) enthält und auf besondere Fälle keine Rücksicht nehmen kann.

Normdosen

Der Hinweis: „Nur nach Vorschrift des Arztes anwenden" bedeutet, daß die Höhe der Dosierung auf Grund einer ärztlichen Untersuchung vom Arzt festzulegen ist.

Apotheken-pflichtig Verschreibungs-pflichtig Freiverkäuflich

⑤ Apothekenpflichtig – verschreibungspflichtig Arzneimittel im Einzelhandel, soweit sie nicht für den Verkehr außerhalb der Apotheken freigegeben sind (freiverkäufliche Arzneimittel), dürfen nur in Apotheken an den Verbraucher abgegeben werden. Sie müssen auf der

Packung den Hinweis „apothekenpflichtig" tragen.

Auf Arzneimitteln, die nur auf ärztliches, zahnärztliches oder tierärztliches Rezept abgegeben werden dürfen, muß die Kennzeichnung „verschreibungspflichtig" aufgedruckt sein.

Arzneimittel sind eine Ware besonderer Art.

Sie sollen wegen ihrer potentiellen Gefährlichkeit nicht ohne weiteres jedermann zugänglich sein. Deswegen hat der Gesetzgeber die meisten Arzneimittel unter die Apothekenpflichtigkeit gestellt. Arzneimittel greifen in Lebensvorgänge ein. Ihre Wirkung ist nicht in jedem Fall ohne weiteres übersehbar.

Daher hat der Gesetzgeber zum Schutze der Bevölkerung und im Interesse jedes Patienten die Verordnung über verschreibungspflichtige Arzneimittel erlassen. Auf Grund dieser dürfen die dort aufgeführten meist stark wirkenden Arzneistoffe in der Apotheke nur gegen Vorlage einer ärztlichen Verschreibung dem Patienten ausgehändigt werden.

Dadurch soll eine unsachgemäße Selbstbehandlung, die zu einer Verschlimmerung oder einer Verschleierung einer Erkrankung führen kann, verhindert werden. Auch der Mißbrauch, der zur Gewöhnung oder sogar zur Sucht führen kann, soll auf diese Weise erschwert werden.

Die Kennzeichnung „verschreibungspflichtig" beinhaltet automatisch die Apothekenpflichtigkeit.

⑥ Arzneimittel-Muster

Arzneimittel-Muster

Zur Erprobung hauptsächlich neuer Arzneimittel erhalten Ärzte vom Hersteller kostenlose Packungen, die an entsprechend erkrankte Personen in der ärztlichen Praxis abgegeben werden. Sie sollen den Arzt über die Wirkung, aber auch Nebenwirkungen oder aber auch über sonstige Vorzüge, z.B. leichte Art der Anwendung des betreffenden Präparates, informieren.

Packungsbeilage (Beipackzettel, „Gebrauchs- information")

Vorgeschriebene Angaben

Überschrift: „Gebrauchsinformation"

☐ der Name oder die Firma und die Anschrift des pharmazeutischen Unternehmens,

☐ die Bezeichnung des Arzneimittels,

☐ die Bestandteile nach der Art und die arzneilich wirksamen Bestandteile nach Art und Menge,

☐ die Anwendungsgebiete (Indikationen),

☐ die Gegenanzeigen (Kontraindikationen),

☐ die Nebenwirkungen,

☐ die Wechselwirkungen mit anderen Arzneimit- teln (Interaktionen),

☐ die Dosierungsanleitung mit Einzel- und Tages- gaben und den Hinweis „soweit nicht anders verordnet",

☐ die Art der Anwendung und bei Arzneimitteln, die nur begrenzt angewendet werden sollen, die Dauer der Anwendung,

☐ der Hinweis, daß das Arzneimittel nach Ablauf des Verfalldatums nicht mehr angewendet wer- den soll,

☐ der Hinweis, daß Arzneimittel unzugänglich für Kinder aufbewahrt werden sollen,

☐ Warnhinweise und für Verbraucher bestimmte Aufbewahrungshinweise.

(s. auch S. 180).

Packungsbeilage Erläuterungen

Erläuterungen zur Packungsbeilage:

Ein großer Teil der Vorschriften, die für die Kenn- zeichnung der Arzneimittelpackung gesetzlich fest- gelegt sind, gilt auch für die Packungsbeilage. Diese werden hier aber nur einmal erläutert. Im Gesetz zur Neuordnung des Arzneimittelrechtes von 1976 wurde für die Packungsbeilage (Beipack- zettel, Arzneimittelprospekt) die Bezeichnung „Gebrauchsinformation" vorgeschrieben. Sie muß zahlreiche Informationen, sowohl für den Arzt und Apotheker als auch für den Patienten, enthalten. Für die Verständigung der Fachleute untereinan- der, auch auf internationaler Ebene, ist nicht zu umgehen, daß hierfür viele medizinische und auch naturwissenschaftliche Ausdrücke gebraucht werden. Diese kommen vielfach aus dem Lateinischen und Griechischen und sind dem Arzt und Apotheker geläufig, meistens aber nicht dem Patienten. So kommt es, daß in der Gebrauchsinformation Krankheits- und andere Bezeichnungen Verwendung finden, die für Laien und davon besonders für ältere Patienten unverständlich oder nur teilweise verständlich sind. Bei dieser Patientengruppe ist die richtige Interpretation der Gebrauchsinformation und sind individuelle Zusatzinformationen durch den Arzt oder Apotheker besonders wichtig, um auftretende unnötige Ängste abzubauen und zur Verbesserung der „Compliance" (siehe „Spezielle Arzneimittellehre) beizutragen. Auch der Altenpfleger kann in seinem Rahmen durch vom Arzt empfangene Hinweise und entsprechender Gesprächsführung dazu beitragen.

Verbesserung der Gebrauchsinformation

Vor kurzem wurde vom Bundesgesundheitsamt der erste Schritt zur Verbesserung der Gebrauchsinformation (Beipackzettel) bei der Zulassung **neuer** Arzneimittel getan.
In einer für den Verbraucher leicht verständlichen Weise werden nun Arzneimittelrisiken wie Gegenanzeigen, Nebenwirkungen und Wechselwirkungen begrifflich erläutert. Bei den Nebenwirkungen wird zwischen Einzelfällen, selten (unter 1 %), gelegentlich (bis zu 10 %) und häufig (über 10 %) hinsichtlich der Häufigkeit ihres Auftretens relativiert. Die zumindest halbquantitative Beschreibung von Nebenwirkungen trägt dazu bei, daß der Arzt und Apotheker ihrer Verpflichtung zur sachgerechten Information und Beratung nun besser nachkommen kann. So können konkretere Angaben bei der Beratung dafür sorgen, daß die Compliance weiter verbessert wird.

Gebrauchsinformation in Großformat

In letzter Zeit sind von einigen Arzneimittelherstellern Gebrauchsinformationen (Beipackzettel) in Großformat gestaltet worden.
Diese stehen sehbehinderten Patienten zur Verfügung.

Ärzte oder Apotheken händigen die im DIN-A4-Format herausgekommenen Beipackzettel aus.
Sie sind kontrastreicher mit großer Schrift auf Karten gedruckt und bieten optimale Lesbarkeit.
Zu kleine Schrift ist ein Hauptkritikpunkt an den viel gescholtenen Medikamenten-Beipackzetteln.
Schon der Normalsichtige gerät beim Lesen der Beipackzettel wegen der häufig auf das gesetzliche Minimum reduzierten Schriftgröße oft in Leseschwierigkeiten, um so mehr der Sehbehinderte.
Er ist erst recht auf Hilfsmittel wie Lupe oder Lesegerät angewiesen oder muß sich die Gebrauchsinformation vorlesen lassen.
Große, kontrastreiche Schrift auf Beipackzetteln trägt sicher dazu bei, die Compliance (s. auch Arzneimittellehre Spezieller Teil, „Das Alter") der Patienten zu fördern.

Medizinische Bezeichnungen

Im Anhang Seite 237 ff. sind einige wichtige medizinische Bezeichnungen übersetzt und zusammengestellt, die der Altenpfleger kennen sollte.

Erläuterungen zu einigen Angaben in der Gebrauchsinformation

Zusammensetzung

① Zusammensetzung:
Hier werden die chemischen oder pflanzlichen Bestandteile, auch ihrer Menge nach aufgeführt, die in einer Einzeldosis enthalten sind. Bei Flüssigkeiten, Salben, Pulvern u. a. werden vielfach Wirkstoffmengen in Prozenten angegeben.

Eigenschaften

② Eigenschaften:
Unter diesem Stichwort werden die Wirkungsweise und Wirkungen eines Medikamentes beschrieben und, wenn bekannt, der biologische Wirkungsmechanismus geschildert.

Indikationen

③ Anwendungsgebiete – Indikationen
In diesem Abschnitt der Gebrauchsinformation findet man, bei welchen Erkrankungen das Arzneimittel eingesetzt werden kann. Es werden hier meistens mehrere Erkrankungen genannt,

die mit dem betreffenden Medikament behandelt werden können.

Dabei ist zu berücksichtigen, daß der Patient im allgemeinen nicht an allen aufgeführten Krankheiten leidet, sondern meist nur eine davon hat.

④ Gegenanzeigen – Kontraindikationen **Kontra-**
Darunter versteht man Erkrankungen oder Zu- **indikationen**
stände (z.B. Schwangerschaft, Stillzeit), unter denen die Anwendung des Arzneimittels nicht zulässig ist (absolute Kontraindikation) bzw. unter denen das Medikament in veränderter Dosierung eingesetzt werden kann (relative Kontraindikation).

⑤ Hier findet man die Dosierungsanweisung für **Dosierung und**
Erwachsene, Kinder, evtl. auch Säuglinge oder **Anwendungsweise**
auch Dosisangaben pro Kilogramm Körpergewicht (kg/KG), falls vom Arzt nicht anders verordnet und Angaben über die Art der Anwendung (z.B. zum Einnehmen, zum Einführen, zum Auftragen u.a.).

⑥ Nebenwirkungen, Begleiterscheinungen **Nebenwirkungen**
Es gibt wahrscheinlich kein wirksames Medikament, welches nicht gleichzeitig auch unerwünschte Wirkungen hat.

Man bezeichnet diese als Nebenwirkungen. Sie äußern sich meistens in subjektiven Mißempfindungen, z.B. Müdigkeit, Schwindel, Kopfschmerzen u.a. Meistens sind die Nebenwirkungen harmlos und verschwinden wieder nach dem Absetzen des Medikamentes.

Nebenwirkungen können aber auch die Funktion von Organen oder Organsystemen beeinflussen.

Die meisten solcher Nebenwirkungen sind reversibel.

Einige Arzneistoffe sind aber mit Nebenwirkungen behaftet, durch die ernsthafte Schäden entstehen.

Das Arzneimittelgesetz schreibt vor, daß auf der Gebrauchsinformation alle bekannten Nebenwirkungen aufgeführt sein müssen. Bei der Auflistung in der Gebrauchsinformation sind oft Nebenwirkungen angegeben, die selten oder sogar sehr selten vorkommen. Unkenntnis der Sachlage veranlaßt den Patienten vielfach aus Angst, das verordnete Medikament nicht einzunehmen oder einfach abzusetzen. In solchen Fällen ist ein Gespräch mit dem Arzt oder dem Apotheker dringend zu empfehlen, um dem Patienten die Nutzen-Risiko-Abwägung der betreffenden medikamentösen Therapie klarzumachen.

**Wechsel-
wirkungen**

**Arzneimittel-
interaktionen**

⑦ Wechselwirkungen mit anderen Mitteln
Unter der Bezeichnung „Unerwünschte Nebenwirkungen" findet man in der Gebrauchsinformation heute häufig Hinweise auf mögliche Arzneimittelinteraktionen (Arzneimittelwechselwirkungen). Hierbei handelt es sich um die gegenseitige Beeinflussung von zwei oder mehreren Medikamenten, wenn diese gleichzeitig angewendet werden.

Das Resultat einer gegenseitigen Wirkungsbeeinflussung kann sich in einer Wirkungsverstärkung bis zu toxischen Reaktionen äußern. Es können aber auch verstärkt Nebenwirkungen bzw. neue Nebenwirkungen auftreten.

In zahlreichen Fällen kommt es aber auch zu einer Wirkungsabschwächung oder sogar Aufhebung der gewünschten Wirkung.

Gleichzeitige Anwendung mehrerer Medikamente erfordert heute die Prüfung auf Wechselwirkungen durch den Arzt oder Apotheker.

**Interaktionen
zwischen Arznei-
und Lebensmitteln**

Nicht nur Arzneimittel, sondern auch Arznei- und Lebensmittel können sich gegenseitig beeinflussen. Zahlreiche Medikamente beeinträchtigen die Verwertung lebensnotwendiger Nährstoffe, aber auch von Ergänzungsstoffen wie Vitaminen und Mineralstoffen. Es können sogar Mangelkrankheiten entstehen.

Besonders gefährdet sind chronisch Kranke, die ständig auf Zufuhr von Arzneimitteln angewiesen sind, zum Beispiel Diabetiker, Epileptiker, Herz-Kreislauf-Kranke, Hypertoniker, Rheumatiker.

Aber auch Daueranwender von Laxantien, Magenmitteln u.a. kommen in eine Unterversorgung mit bestimmten Mineralstoffen und Vitaminen.

Um einen normalen Stoffwechsel zu gewährleisten, benötigen die Kranken mehr von manchen Nähr- und Ergänzungsstoffen, als für Gesunde empfohlen wird.

⑧ Aufbewahrungs- und Warnhinweise

Aufbewahrungs- und Warnhinweise

Folgende Aufbewahrungshinweise sind zu finden und müssen beachtet werden:

„Arzneimittel sorgfältig aufbewahren!"

„Arzneimittel für Kinder unzugänglich aufbewahren!"

„Vor Licht schützen!"

„Vor Feuchtigkeit schützen!"

„Bei +2°C bis +8°C zu lagern!"

„Nicht über +8°C lagern!"

u.a.

Auf folgende Warnhinweise ist zu achten:

XY-Arzneimittel (meistens schmerzstillende Mittel) soll längere Zeit oder in höheren Dosen nicht ohne Befragen des Arztes angewendet werden.

Standard-Hinweis: Dieses Arzneimittel kann auch bei bestimmungsgemäßem Gebrauch das Reaktionsvermögen so weit gefährden, daß die Fähigkeit an aktiver Teilnahme am Straßenverkehr oder zum Bedienen von Maschinen beeinträchtigt wird. Dies gilt in verstärktem Maße im Zusammenwirken von Alkohol.

Standard-Hinweis

Hinweise auf schädigende Wirkung in der Schwangerschaft oder Stillzeit.

**Alkohol-
Warnhinweis**

**Kennzeichnung des
Alkoholgehaltes**

Im Jahre 1985, zuletzt geändert 1987, ist die sogenannte Arzneimittel-Warnhinweisverordnung (AMWarnV), in Kraft getreten. Die in dieser Verordnung vorgeschriebenen Kennzeichnungen des Ethylalkoholgehaltes (Alkoholgehaltes) in Arzneimitteln haben große Bedeutung und müssen unbedingt beachtet werden.

In dieser Verordnung wird grundsätzlich zwischen den Kennzeichnungsvorschriften auf den Behältnissen bzw. Umhüllungen und den Angaben auf der Packungsbeilage unterschieden:

▶ Warnhinweis auf den Behältnissen und äußeren Umhüllungen.

▷ Bei Arzneimitteln, die in der maximalen Einzelgabe nach der Dosierungsanleitung 0,05 bis 0,5 g Ethanol enthalten.
Warnhinweis: „Enthält ... Vol.-% Alkohol".

▷ Bei Arzneimitteln, die in der maximalen Einzelgabe nach der Dosierungsanleitung über 0,5 g Ethanol enthalten.
Warnhinweis: „Enthält ... Vol.-% Alkohol; Packungsbeilage beachten!"

▶ Warnhinweis auf der Packungsbeilage.

▷ Bei Arzneimitteln, die in der maximalen Einzelgabe nach der Dosierungsanleitung 0,05 bis 0,5 g Ethanol enthalten.
„Warnhinweis
Enthält ... Vol.-% Alkohol."

▷ Bei Arzneimitteln, die in der maximalen Einzelgabe nach der Dosierungsanleitung über 0,5 g bis 3 g Ethanol enthalten
„Warnhinweis
Dieses Arzneimittel enthält ... Vol.-% Alkohol. Bei Beachtung der Dosierungsanleitung werden bei jeder Einnahme bis zu ... g Alkohol zugeführt. Ein gesundheitliches Risiko besteht u. a. bei Leberkranken, Epileptikern, Hirngeschädigten, Schwangeren und Kindern.

Wechselwirkungen von Alkohol und Arzneimitteln

Alkohol und	Verstärkte Wirkung	Bemerkung
Analgetika	Sedierung	Mischpräparate, oft Opioide
Antidepressiva	Sedierung	
Antidiabetika, Insulin	Hypoglykämie, schlechte Fahrleistung	
Antiepileptika	Sedierung Verlangsamung	Fahrtüchtigkeit ausgeschlossen
Antihistaminika	Sedierung	besonders in Schnupfen- und Grippemitteln
Antihypertensiva	orthostatische Dysregulation, Sedierung	
Antiparkinsonmittel	Benommenheit	bei Amantadin, Anticholinergika, Bromocriptin
Hypnotika, Neuroleptika, Tranquillanzien	Sedierung	Hang-over bei langer Halbwertszeit (z. B. Diazepam)
zentrale Muskelrelaxanzien	Sedierung	

Die Wirkung anderer Arzneimittel kann beeinträchtigt oder verstärkt werden."

▷ Bei Arzneimitteln, die in der maximalen Einzelgabe nach der Dosierungsanleitung über 3 g Ethanol enthalten

„Warnhinweis

Dieses Arzneimittel enthält ... Vol.-% Alkohol. Bei Beachtung der Dosierungsanleitung werden bei jeder Einnahme bis zu ... g Alkohol zugeführt. Vorsicht ist geboten. Dieses Arzneimittel darf nicht angewendet werden bei Leberkranken, Alkoholkranken, Epileptikern, Hirngeschädigten, Schwangeren und Kindern."

Alkohol und Arzneimittel

Die Wirkung anderer Arzneimittel kann beeinträchtigt oder verstärkt werden. Im Straßenverkehr und bei Bedienung von Maschinen kann das Reaktionsvermögen beeinträchtigt werden (s. auch vorstehende Zusammenstellung, Wechselwirkungen von Alkohol und Arzneimitteln im Hinblick auf die Fahrtüchtigkeit).

Arzneimittelzufuhr und Fahrtüchtigkeit

Aber auch bei der Einnahme von Medikamenten allein wird häufig nicht an die Auswirkung auf die Fahrtüchtigkeit gedacht.

Die in der Gebrauchsinformation (Beipackzettel) enthaltenen Warnhinweise der Hersteller reichen anscheinend zur Information nicht aus, und somit werden mögliche Beeinträchtigungen der Fahrtüchtigkeit nicht berücksichtigt.

Gravierender ist, daß laut einer Umfrage neun von zehn Patienten die Beipackzettel gar nicht lesen, schon gar nicht, wenn das Arzneimittel rezeptfrei erstanden wurde. Den meisten Autofahrern ist überhaupt nicht bewußt, daß sie auch strafrechtlich belangt werden können, wenn sie unüberlegt Arzneimittel eingenommen haben. Der Strafparagraph 315 c gilt ebenso für „Pillen wie für Promille".

An der Spitze der Liste sicherheitsbeeinträchtigender Arzneimittel finden sich immer wieder schmerzstillende Mittel (Analgetika), häufig in außergewöhnlich hohen Dosierungen.
Dichtauf folgen Beruhigungs- und Schlafmittel, ferner Tranquilizer, sogenannte „Seelentröster" und andere Psychopharmaka. Auch Antihypertensiva sind häufig beteiligt.

Sie alle wirken auf das zentrale Nervensystem, **Sedierung** dämpfen dessen Kontrollmechanismus und setzen damit die für die Verkehrstauglichkeit so ungemein wichtige „Spontan-Aktivität" herab – oder sie verursachen das ebenso schlimme Gegenteil, d.h. eine Euphorisierung. **Euphorisierung**

Die Folgen im Verkehr sind mindestens dieselben, wie sie aus mäßiger, aber gefährlicher Alkoholisierung entstehen.

Also: Überschätzen der eigenen Fahrtüchtigkeit, erhöhte Risikobereitschaft, verzögerte Wahrnehmung, Unterschätzung von Gefahrensituationen.

Erforderlich ist auch ein Warnhinweis bei Arzneimitteln, die den orangegelben Lebensmittelfarbstoff Tartrazin enthalten, da bei Verbrauchern, die gegen Tartrazin empfindlich sind, allergieartige Reaktionen auftreten können.

Dasselbe gilt für die Parabene, eine Gruppe von **Parabene** häufig gebrauchten Konservierungsstoffen.

Auch Hinweise auf schädigende Wirkung von bestimmten Arzneimitteln in der Schwangerschaft oder Stillzeit müssen unbedingt beachtet werden.

⑨ Darreichungsformen und Packungsgrößen **Darreichungs-**
In diesem Abschnitt informiert die Herstellerfir- **formen und**
ma, in welcher Arzneiform (z.B. Tabletten, **Packungsgrößen**
Suppositorien, Salben u.a.) das von ihr herausgebrachte Präparat im Handel ist und in welchen Packungsgrößen es erworben werden kann.

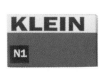 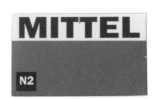 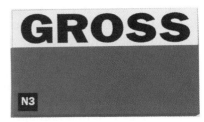

Abb. 23: Normpackungsgrößen verkleinert, um die Relation zu zeigen.

**Normpackungs-
größen**

Im Frühjahr 1982 wurde zwischen den beteiligten Fachkreisen (Ärzten, Apothekern, Krankenkassen und pharmazeutischer Industrie) Richtwerte der „Empfehlung über therapiegerechte Packungsgrößen" vereinbart. Seitdem gibt es drei Normpackungsgrößen mit den folgenden Kennzeichnungskürzeln:
N 1: Kleinste Größe zur Behandlung von Patienten mit Krankheiten von erfahrungsgemäß kurzer Dauer (z. B. Kopfschmerzen) und für den Test der Verträglichkeit eines Medikamentes (bei einem Patienten);
N 2: Mittlere Größe für die Behandlung von Krankheiten mittlerer Verlaufsdauer;
N 3: Zur Behandlung von langwierigen und chronischen Erkrankungen bzw. zur Dauertherapie, von z. B. Zuckerkrankheit.

Die Normierung erfolgte arzneimittelgruppenspezifisch, d. h., für die einzelnen Arzneimittelgruppen wurden jeweils bestimmte Richtwerte festgelegt.

**Kalender-
packungen
Klinikpackungen**

Neben den Normpackungsgrößen gibt es Kalenderpackungen, z. B. für Antibabypillen sowie Klinikpackungen für Krankenhäuser.
Homöopathische Mittel fallen nicht unter die Übereinkunft.

Verfalldatum

Da bei jedem Fertigarzneimittel durch Lagerung Wirkungsverluste eintreten, sind diese nach dem Arzneimittelgesetz mit der Bezeichnung „verwendbar bis ..." zu versehen (s. auch S. 140).

Nach Ablauf der gekennzeichneten Verwendbarkeitszeit darf das betreffende Medikament nicht mehr eingesetzt werden und wird der Vernichtung zugeführt.

⑩ Gebrauchsinformation für Fachkreise (Fachinformation)

„Gebrauchsinformation für Fachkreise"

Ende 1981 wurde vom „Bundesverband der pharmazeutischen Industrie" eine „Gebrauchsinformation für Fachkreise" geschaffen.

Das ist eine im Aufbau standardisierte Fachinformation (hauptsächlich für Ärzte und Apotheker), die über spezielle medizinische und pharmazeutische Fragestellungen Auskunft gibt (siehe auch „Rote Liste", des jeweiligen Jahrgangs).

Es wird angestrebt, dieses Informationssystem, dem sich alle Mitglieder des genannten Bundesverbandes angeschlossen haben, weiter auszubauen. Dann kann die Packungsbeilage (Gebrauchsinformation) vereinfacht, d.h. sprachlich so gestaltet werden, daß sie für den Patienten leichter verständlich wird, und damit die Arzneimittelsicherheit und Compliance fördert.

Dritter Abschnitt

Die Herstellungserlaubnis ist für Inhaber einer Apotheke im Rahmen des üblichen Apothekenbetriebs, Träger eines Krankenhauses, Tierarzt, Großhändler nicht erforderlich.

Herstellung von Arzneimitteln

Der Nachweis der erforderlichen Sachkenntnis als Herstellungs- oder Kontrolleiter wird erbracht durch

Sachkenntnis

▷ die Approbation als Apotheker oder

▷ das Zeugnis über eine nach abgeschlossenem Hochschulstudium der Pharmazie, der Chemie, der Biologie, der Human- oder der Veterinärmedizin abgelegte Prüfung
und eine mindestens zweijährige praktische Tätigkeit in der Arzneimittelherstellung oder in der Arzneimittelprüfung.

Zulassung der Arzneimittel

Vierter Abschnitt
Es besteht Zulassungspflicht, und es sind umfangreiche Zulassungsunterlagen an die zuständige Bundesoberbehörde (Bundesgesundheitsamt) einzureichen.

Fünfter Abschnitt
Für diese Arzneimittelgruppe ist lediglich die Registrierung beim Bundesgesundheitsamt erforderlich.

Registrierung homöopathischer Arzneimittel

Voraussetzung für die Registrierung homöopathischer Arzneimittel ist die Vorlage bestimmter Angaben, Unterlagen und Gutachten nach den Vorschriften des Arzneimittelgesetzes.

Sechster Abschnitt
In diesem neuesten Abschnitt wird die „Pharmakologisch-therapeutische und preisliche Transparenz durch eine unabhängige Sachverständigenkommission behandelt.

Schutz des Menschen bei der klinischen Prüfung

Siebter Abschnitt
Neu ist die Aufklärungspflicht gegenüber dem Patienten über Wesen, Bedeutung und Tragweite der klinischen Prüfung. Seine schriftliche Einwilligung ist Vorschrift.
Die durchführende Einrichtung hat eine Versicherung abzuschließen. Ihr Umfang muß in einem angemessenen Verhältnis zu den mit der klinischen Prüfung verbundenen Risiken stehen (s. auch S. 181).

Abgabe von Arzneimitteln

Achter Abschnitt
Bei den Arzneimitteln wird zwischen apothekenpflichtigen und freiverkäuflichen Arzneimitteln unterschieden. Die erstgenannten werden wiederum in verschreibungspflichtige (rezeptpflichtige) und nicht verschreibungspflichtige Arzneimittel eingeteilt. Der vorschriftsmäßige Vertriebsweg muß eingehalten werden.

Neunter Abschnitt
Die Sicherung und Kontrolle der Qualität wird durch Betriebsverordnungen für Arzneimittelhersteller vorgeschrieben. — **Sicherung und Kontrolle der Qualität**

Zu diesem Zweck dient auch das Arzneibuch. Es ist eine amtliche Sammlung anerkannter pharmazeutischer Regeln über die Qualität, Prüfung, Lagerung, Abgabe und Bezeichnung von Arzneimitteln. Das Arzneibuch enthält auch Anforderungen an die Beschaffenheit von Behältnissen und Umhüllungen. Die amtliche Sammlung wird nach den jeweiligen wissenschaftlichen Erkenntnissen geändert oder ergänzt. Zur Zeit gilt das Deutsche Arzneibuch, 10. Ausgabe (DAB 10). — **Arzneibuch**

Arzneimittel, ihre Behältnisse und Umhüllungen (soweit diese mit den Arzneimitteln in Berührung kommen) dürfen nur hergestellt und an den Verbraucher abgegeben werden, wenn sie den geltenden Regeln des Arzneibuches entsprechen.

Zehnter Abschnitt
Er befaßt sich mit den Sondervorschriften für Arzneimittel, die zur Anwendung an Tieren bestimmt sind, z.B. Fütterungsarzneimittel. — **Tierarzneimittel**

Elfter Abschnitt
Die Beobachtung, Sammlung und Auswertung von Arzneimittelrisiken werden von verschiedenen Behörden, u.a. auch durch die Arzneimittelkommissionen der Ärzte- und Apothekerschaft wahrgenommen. — **Arzneimittelrisiken**

Sie dienen zur Verhütung der Gesundheitsgefährdung von Mensch und Tier und bedeuten u.a., daß bei Anwendung von Arzneimitteln Risiken, insbesondere Nebenwirkungen, Wechselwirkungen mit anderen Mitteln, Gegenanzeigen und Verfälschungen auftreten können.

Arzneimittelrisiken Beispiele für Arzneimittelrisiken:

Pharmazeutische:
▷ Unter-/Überdosierung,
▷ Verfärbung,
▷ ungenügende Konservierung,
▷ mangelnde Bruchfestigkeit,
▷ nicht kindergesicherte Verpackung (s. auch Seite 120).

Pharmakologische:
▷ Verdacht auf Nebenwirkungen,
▷ Verdacht auf Wechselwirkungen (zu starke/zu geringe Wirkung),
▷ ungenügender Ausschluß von bestimmten Patientengruppen.

Informative:
▷ unklare Anwendungsinformation,
▷ fehlende Hinweise auf Nebenwirkungen,
▷ für Patienten unverständliche Hinweise,
▷ unklare Lagerungshinweise.

Sonstige:
▷ Vertriebswege (Apothekenpflicht, Verschreibungspflicht).

Stufenplan Die zu ergreifenden Maßnahmen der verschiedenen Gefahrenstufen sind in einem Stufenplan geregelt.

Überwachung des Arzneimittel- verkehrs

Zwölfter Abschnitt
Die Überwachung des Arzneimittelverkehrs wird durch hauptamtliche Apotheker durchgeführt, die Proben entnehmen dürfen und zur Untersuchung einsenden können.

Sonder- vorschriften

Dreizehnter Abschnitt
In diesem Abschnitt sind Sondervorschriften für Bundeswehr, Bundesgrenzschutz, Bereitschaftspolizei und Zivilschutz aufgeführt.

Vierzehnter Abschnitt
In diesem Abschnitt ist alles enthalten, was die Ein- **Einfuhr**
fuhr von Arzneimitteln regelt.

Fünfzehnter Abschnitt
Erstmals wurde gesetzlich vorgeschrieben, daß **Pharmaberater**
Vertreter von pharmazeutischen Firmen, die Ärzte
und Apotheker fachlich informieren, den Nachweis
von Sachkenntnis durch Ablegen einer Prüfung vor **Prüfung der**
der Industrie- und Handelskammer erbringen müs- **Sachkenntnis**
sen. Sie dürfen sich nach Bestehen der Prüfung
„Pharmaberater" nennen und sind u. a. auch verpflichtet, Mitteilungen von Angehörigen der Heil-
berufe über auftretende Nebenwirkungen und
Gegenanzeigen oder sonstige Risiken bei Arzneimitteln schriftlich aufzuzeichnen und dem Auftraggeber schriftlich mitzuteilen.

Sechzehnter Abschnitt
Er befaßt sich mit den Arzneimittelpreisen, die **Preise**
durch die Preisspannenfestsetzung durch den Bun-
desminister für Wirtschaft festgelegt werden.

Siebzehnter Abschnitt
Der Abschnitt regelt die Haftung (Gefährdungshaf- **Haftung**
tung) von Arzneimittelschäden und schreibt den
Abschluß von entsprechenden Versicherungen vor.

Achtzehnter Abschnitt
Dieser Abschnitt umfaßt die Straf- und Bußgeldvor- **Straf- und Bußgeld-**
schriften. **vorschriften**

Neunzehnter Abschnitt **Schlußvorschriften**

Betäubungsmittel, Drogen und Rauschmittel/Betäubungsmittelgesetz

Unter Drogen (s. S. 11) im eigentlichen Sinne versteht der Arzt und der Apotheker getrocknete Stoffe vor allem pflanzlichen, aber auch tierischen Ursprungs, die entweder als solche oder in Form von Zubereitungen, z. B. Extrakten, als Arzneimittel dienen.

„Drogen" in der Umgangssprache

In den letzten Jahren wird in der Umgangssprache die Bezeichnung Drogen vorwiegend auf Substanzen angewendet, die nach Anwendung Rauschzustände erzeugen, wobei auch Verbindungen synthetischen Ursprungs miteinbezogen werden.

„Drogen" sind Substanzen, die in den Stoffwechsel des Körpers eingreifen und Stimmungen, Gefühle und Wahrnehmungen beeinflussen.

Drogen sind also nicht nur Rauschmittel wie Haschisch, LSD, Heroin, sondern auch Arzneimittel und Genußmittel, wie Alkohol und Nikotin.

Häufig sind es Schwierigkeiten im privaten oder beruflichen Bereich, die zum Drogenkonsum führen können. Aber auch Neugier, der Wunsch nach außergewöhnlichem Erleben, Langeweile, Angst vor dem Alleinsein, Hemmungen und Niedergeschlagensein können dazu verleiten, Drogen zu nehmen.

Drogenmißbrauch

Darunter versteht man die ständige oder gelegentliche übermäßige Einnahme einer oder mehrerer Substanzen ohne medizinische Ursache bzw. bei medizinischer Indikation über die ärztliche Verordnung hinaus.

Von großer Bedeutung ist die Kenntnis, daß von den zahlreichen Drogensüchtigen in der Bundesrepublik nur jeder zehnte sich mit nur einer „Giftart" begnügt.

Drogenabhängigkeit

Dieser Begriff wurde von der Weltgesundheitsorganisation (WHO) anstelle der früher gebräuchlichen Begriffe „Sucht" und „Gewöhnung" eingeführt.

204

Er bezeichnet einen körperlichen und/oder seelischen Zustand, der sich aus der Wechselwirkung zwischen einem bestimmten Stoff und dem Organismus entwickelt und der mit dem Zwang zu fortgesetzter Einnahme des Mittels verbunden ist.
Jeder Mensch, der Sucht- und suchterzeugende Stoffe anwendet, läuft Gefahr, von ihnen abhängig zu werden.

Dabei spielt aber die Abhängigkeitspotenz der Substanz und die Persönlichkeitsstruktur, die mehr oder weniger ausgeprägt sein können, eine bedeutende Rolle. Die Wechselbeziehung zwischen einem abhängigmachenden Stoff einerseits und einer zur Abhängigkeit neigenden Persönlichkeitsstruktur ist in Abb. 24 schematisch dargestellt.

Abhängigkeitspotenz

Psychische Abhängigkeit:
Sie äußert sich in mehr oder weniger starkem, oft aber unstillbarem Verlangen, die Drogen wegen ihrer psychischen (z. B. dämpfenden, stimmungsanhebenden, halluzinogenen) Wirkung anzuwenden.

Psychische Abhängigkeit

Physische Abhängigkeit:
Sie ist nach der Definition der WHO ein unbezwingbares, gieriges, seelisches Verlangen, mit der Einnahme der Droge fortzufahren und das Bedürfnis, sich die Drogen um jeden Preis zu beschaffen.
Der Suchtstoff wird in den Stoffwechsel des Organismus eingebaut. Bei plötzlichem Fehlen (Abstinenz oder Entzug) reagiert er mit quälenden Entzugserscheinungen. Der abhängig gewordene Mensch versucht, diese unangenehmen Symptome durch erneute Drogeneinnahme zu überwinden.
Einige Substanzen erzeugen „nur" psychische Abhängigkeit, andere psychische und physische Abhängigkeit. Eine klare Abgrenzung ist in der Praxis nicht immer möglich. Es sollte daher besser der Begriff der speziellen Substanzabhängigkeit verwendet werden (s. auch Arzneimittellehre Spez. Teil, Aufgaben und Inhalte der Pharmakologie).

Physische Abhängigkeit

Entzugserscheinungen

Spezielle Substanzabhängigkeit

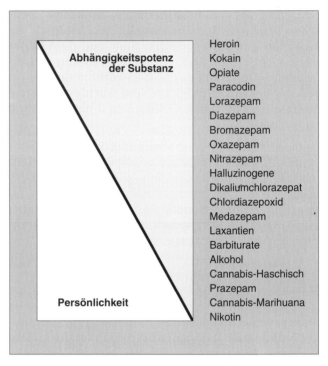

Abb. 24: Schematische Darstellung der Wechselbeziehung zwischen einem abhängigmachenden Stoff einerseits und einer zur Abhängigkeit neigenden Persönlichkeitsstruktur andererseits. Bei Nikotin z. B. kommt es weitgehend, ja fast ausschließlich auf die Persönlichkeitsstruktur an, ob dieser Stoff eine Abhängigkeit erzeugen kann oder nicht. Das andere Extrem hingegen wäre, z. B. Heroin, bei dem es fast ausschließlich substanzabhängig ist, ob eine Abhängigkeit entsteht oder nicht; der Persönlichkeitsstruktur kommt hier bei der Entstehung der Abhängigkeit fast keine Bedeutung mehr zu.

Abb. 24 nach Radmayr, E.: Die Abhängigkeitsproblematik bei 1,4-Benzodiazepinen. Therapiewoche 32, 2838–2854 (1982).

Zahlreiche „Drogen" sind Arzneimittel mit mehr oder weniger großem Abhängigkeitspotential.
Letztere werden von den Ärzten, Apothekern und vom Gesetzgeber „Betäubungsmittel" genannt.

Betäubungsmittel Unter der Bezeichnung „Betäubungsmittel" werden aber alle Stoffe und Zubereitungen zusammengefaßt, gleich welche chemische Struktur und

Wirkung sie haben, die dem Opiumgesetz von 1929 bzw. wie es heute heißt, dem „Gesetz über den Verkehr mit Betäubungsmitteln", welches seither oft geändert bzw. erweitert worden ist, unterstellt sind.

Zuletzt wurde das Betäubungsmittelgesetz 1994 geändert. Dieses Gesetz dient zur Regelung des Verkehrs mit Betäubungsmitteln, und aufgrund dieses Gesetzes ergingen mehrere Verordnungen, z.B. die Betäubungsmittel-Verschreibungs-Verordnung (BtMVV) (s.S. 229ff.), deren wichtigste Bestimmungen auch dem Altenpfleger bekannt sein sollten. **Betäubungsmittelgesetz**

Auf internationaler Ebene wird der Handel mit Betäubungsmitteln wegen der suchterregenden bzw. dem großen Abhängigkeitspotential dieser Stoffe durch die internationale Rauschgiftkommission überwacht. Fast alle Staaten der Welt gehören ihr an. **Überwachung**

Die medizinisch einsetzbaren Betäubungsmittel (in Fachkreisen abgekürzt auch BtM genannt) haben wie alle wirksamen Arzneimittel Nebenwirkungen. Sie sind vielfach von angenehmer Art, z.B. erzeugen sie euphorische bzw. Rauschzustände. **Nebenwirkungen von Betäubungsmitteln**

Daher wird die Wiederholung des herbeigeführten Zustandes angestrebt. Die erneute Zufuhr führt dann zu psychischer oder physischer Abhängigkeit (s.S. 205) von einem oder mehreren Betäubungsmitteln.

Die Abhängigkeit bzw. Sucht kann schließlich so stark werden, daß der Süchtige mit allen Mitteln, auch kriminellen, wie Einbruch, Diebstahl, Urkundenfälschung, illegalem Handel u.a., versucht, sich in den Besitz des begehrten „Stoffes" zu bringen.

Das „Gesetz über den Verkehr mit Betäubungsmitteln" (Betäubungsmittelgesetz) soll sicherstellen, daß abhängigmachende bzw. suchterzeugende Stoffe und deren Zubereitungen, wie z.B. die Arzneimittel Dolantin, Kokain, Morphium, Opium, **Zweck des Betäubungsmittelgesetzes**

Bekämpfung der Rauschgiftsucht

Polamidon, Methadon u. a. nur für medizinische und wissenschaftliche Zwecke verwendet werden. Es soll aber auch damit die Rauschgiftsucht bekämpft werden, die Bevölkerung vor Abhängigkeit bzw. Sucht geschützt werden und die bereits Abhängigen suchtfrei machen. Es erfaßt in einer besonderen Liste alle diesem Gesetz unterstellten Stoffe und Zubereitungen und wird nach Bedarf ergänzt.

Besondere Erlaubnis

Ferner regelt es die Einfuhr, Durchfuhr, Ausfuhr, Herstellung und Verarbeitung der in der Liste genannten Stoffe und Zubereitungen. Jeder Betrieb, der mit Betäubungsmitteln zu tun hat, bedarf dazu der besonderen Erlaubnis der Bundesopiumstelle, einer besonderen Abteilung des Bundesgesundheitsamtes.

Das gilt auch für Apotheken, welche die Erlaubnis bei der Neuerrichtung durch Einreichen der Betriebserlaubnisurkunde erhalten.

Betäubungsmittel mit medizinischer Bedeutung

Betäubungsmittel mit medizinischer Bedeutung:
Opium ist ein Produkt des Schlafmohns (Papaver somniferum). Es wird durch Anritzen der unreifen Früchte (Mohnkapseln) gewonnen.

Rohopium, der getrocknete Mohnsaft, wird in Form von Broten, Kugeln, Stäbchen u. a. vertrieben. Es ist eine braune, gelegentlich fast schwarze Masse von meist teigiger Beschaffenheit. Rohopium wird überwiegend in Wasser aufgelöst, primitiv filtriert und in die Vene gespritzt. Nur in geringem Umfange wird es bei uns geraucht. Von medizinischer Bedeutung sind vor allem die im Opium enthaltenen Alkaloide (bekannt sind 25). Sie werden auch Opiate genannt. Das bekannteste Opiumalkaloid ist das

Morphium

Morphium (siehe auch Arzneimittellehre Spez. Teil, Aufgaben und Inhalte der Pharmakologie).

Wirkung und Gefahren:

**Opium
Opiate**

Opium und Opiate haben eine beruhigende und schmerzstillende (betäubende) Wirkung durch Beeinflussung des Zentralnervensystems.

Als Nebenwirkungen treten eine Verbesserung der Stimmungslage (Euphorie), gesteigertes Selbstbewußtsein und Verblassen der Sinneswahrnehmungen auf. Die Abhängigkeit entwickelt sich schnell.

Heroin

Heroin ist ein Morphiumabkömmling (Diacetylmorphin). Es wird im Körper zu Morphium (= Morphin) hydrolysiert und hat daher grundsätzlich die gleichen Wirkungsqualitäten wie Morphium. Die Abhängigkeits- bzw. Suchtgefahr ist aber viel größer. Toleranz und Abhängigkeit entwickeln sich nach höheren Dosen rasch, da Heroin schneller als Morphium den Wirkort erreicht. Heroin ist wohl das gefährlichste Rauschgift überhaupt. Es löst eine überwältigende Gefühlswoge aus. Deshalb genügt manchmal eine einzige Injektion, daß man von diesem Erlebnis nicht mehr loskommt und der Abhängigkeit verfällt.

Große Abhängigkeitsgefahr

Eine Variante des Heroinmißbrauchs ist das Rauchen des Suchtstoffs. Dabei wird Heroin auf einer Aluminiumfolie erhitzt. Es verdampft und wird dabei inhaliert. Nachahmung, aber auch „tiefer Heroinpreis" werden alls Gründe für die rasche Verbreitung des Folienrauchens, besonders bei Jugendlichen genannt. Die harmlos erscheinende Konsumform, die nur bezüglich der Aidsübertragung unproblematisch ist, führt bei den Konsumenten zum Schluß, daß gerauchtes Heroin weniger süchtig mache. Heroinrauchen macht aber genauso süchtig wie Fixen, obwohl inhaliertes Heroin nur ein Drittel so stark wirkt wie gefixtes. Dabei besteht die Gefahr, daß bei steigendem Heroinpreis heutige Folienraucher zur Spritze greifen werden, um bei gleichen Kosten die gleiche Wirkung zu erzielen.

Heroinmißbrauch

Teilweise wird Heroin beim Kauf von Haschisch umsonst verteilt, um die meist Jugendlichen von Heroin abhängig zu machen.

Die Abhängigkeits- bzw. Suchterscheinungen sind sehr schwer zu bekämpfen. Heroin darf deshalb in

Keine medizinische Verwendung

der Bundesrepublik aus diesem Grund nicht medizinisch verwendet werden. Seine arzneiliche Wirkung (Schmerzbekämpfung) kann durch andere Betäubungsmittel mit geringerem Suchtpotential auch erreicht werden.

Heroin wird überwiegend in „Waschküchenfabriken" hergestellt. Verfälschungen sind üblich. Der Abhängige weiß nie genau, wieviel Wirkstoff die erworbene Menge enthält. Überdosierung ist deshalb häufig. Sie führt meist durch Atemlähmung zum Tode.

Polytoxikomanie

Vor kurzem wurde jedoch veröffentlicht, daß Rauschgiftsüchtige kaum noch an einer Überdosis einer Substanz zu Tode kommen, sondern hier spielt die sogenannte Polytoxikomanie eine Rolle. Das heißt: der jahrelange Mißbrauch von Betäubungsmitteln und Medikamenten in Verbindung mit Alkohol.

Flash-Effekt

Neuerdings ist nach Erfahrungen Drogenabhängiger bekanntgeworden, daß Flunitrazepam (Rohypnol) den Flash-Effekt (Flash = Augenblick, in dem sich das gespritzte Rauschmittel mit dem Blut verbindet) von Heroin erheblich verstärken soll.

Codein
Dihydrocodein

In der letzten Zeit verwenden Heroinabhängige Opiate (Morphin und andere Alkaloide des Opiums) und Opioide (halb- und vollsynthetische Pharmaka mit morphinartiger Wirkung) bei Versorgungsengpässen als Überbrückungshilfen, um ihre Abstinenzsymptome zu unterdrücken. Manche Süchtige steigen auch auf solche Ersatzmittel um oder benutzten sie zusätzlich zu Heroin. An erster Stelle stehen Codein und Dihydrocodein, die üblicherweise gegen Reizhusten bzw. gegen starke Schmerzen eingesetzt werden. Codein und Dihydrocodein haben entgegen früher verbreiteter Ansicht selbst ein beträchtliches Suchtpotential vom Opiattyp, das die Abhängigen in der Abhängigkeit hält. Beide Substanzen sind verkehrsfähige, aber nicht verschreibungsfähige Betäubungsmittel.

Die in den zugelassenen Fertigarzneimitteln enthaltenen, im Betäubungsmittelgesetz festgelegten Einzeldosen fallen aber nicht darunter. Sie können daher vom Arzt auf gewöhnlichem Rezeptformular verschrieben werden und sind so relativ leicht zugänglich. Nachteilig ist auch, daß der Entzug beider Suchtstoffe im Vergleich zu Levomethadon (L-Polamidon) schwieriger ist.

Die Gewohnheit, zusätzlich zur eigentlichen Droge Medikamente zu konsumieren, heißt in der Sprache der Juristen „Beigebrauch".

Kokain (Cocain) ist der Wirkstoff, der in den Blättern des in Südamerika wachsenden Kokastrauches enthalten ist.

Kokain
Kokastrauch

Seit Jahrhunderten wird es von den Eingeborenen zur Steigerung der körperlichen Leistungsfähigkeit, zur Überwindung von Hunger und unangenehmen Empfindungen und zur Erzeugung eines besonderen Glücksgefühls gekaut.

In die Heilkunde fand es als erstes Lokalanästhetikum Einzug und wird teilweise heute noch in der Augenheilkunde eingesetzt. Die Reinsubstanz, ein weißes, bitter schmeckendes Pulver, wird von den Abhängigen bzw. Süchtigen entweder geschnupft oder in Wasser aufgelöst in die Vene gespritzt.

Lokalanästhetikum

Kokain wird von den Drogensüchtigen auch als „Weißer Schnee" bezeichnet.

Weißer Schnee

Wirkung und Gefahren:
Kokain beruhigt im Gegensatz zu Heroin nicht, sondern regt an. Es tritt Übererregung des Zentralnervensystems auf, die sich in gesteigertem Rede- und Kontaktbedürfnis (Gesellschaftsdroge) und Hemmungslosigkeit äußert. Kokainmißbrauch soll verhältnismäßig rasch zur Abhängigkeit führen. Rund 30 Schnupfanwendungen sollen schon Sucht erzeugen.

Der Abhängige verlangt nach immer höheren Dosen, erlebt Halluzinationen und magert ab. Seine Nasenscheidewand zerfällt bzw. stirbt ab.

Überdosierungen führen zur tödlichen Atemlähmung.

Besondere Vorschriften

Die arzneiliche Kokainanwendung unterliegt wegen dieser großen Gefahren den besonderen Vorschriften der Betäubungsmittelverschreibungs-Verordnung (BtMVV), z.B. dürfen Apotheken Kokain nur in Lösungen bestimmter Stärke und bestimmter stofflicher Zusammensetzung, nicht jedoch als Reinsubstanz abgeben.

Crack Freebase

Eine neue Variante des Kokainmißbrauchs ist die Anwendung von „Crack". Es wird auch „Freebase" genannt und ist im Grunde genommen kein neuer Wirkstoff, sondern lediglich eine andere Form des altbekannten Kokainhydrochlorids, d.h. chemisch gesehen die Kokainbase.

„Crack" wird im Gegensatz zum wasserlöslichen Kokainhydrochlorid, das gewöhnlich geschnupft und nur selten injiziert wird, geraucht, oft in speziellen Wasserpfeifen. Dabei wird es meist mit Tabak gemischt, manchmal auch mit Marihuana.

Wirkung und Gefahren:

Rascher Wirkungs- eintritt

Der entscheidende Unterschied gegenüber dem Kokain-Schnupfen ist der extrem rasche Wirkungseintritt.

Die Kokainbase wird bei Aufnahme über die Lunge unmittelbar resorbiert. Es tritt eine „starke, steile Euphorie" auf. „Crack" wirkt damit fast so schnell wie eine intravenöse Injektion von Kokainhydrochlorid.

So schnell wie die Wirkung einsetzt – der Crack-Konsument wird oft schon nach wenigen Sekunden „high" – so schnell flutet die euphorische Wirkung auch wieder ab. Es treten dabei starke Erregung des Zentralnervensystems mit Stimmungsaufhellung, Euphorie, starke sexuelle Erregung und subjektiv empfundene gesteigerte Leistungsfähigkeit auf. Bereits nach 10–20 Minuten stürzt der Kokainraucher meist in tiefe Depressionen. Begleiterscheinungen sind Antriebslosigkeit, Halluzinationen, Psychosen mit Wahnvorstellungen, Reizbarkeit und

Schlaflosigkeit. Schon nach kurzer Anwendungszeit – zahlreiche Erstverbraucher werden schon nach einmaligem Gebrauch süchtig – stellt sich extreme psychische Abhängigkeit ein. Beim regelmäßigen Schnupfen von Kokainhydrochlorid dauert es viel länger, bis Abhängigkeit auftritt. Daher ist die Gefahr der Abhängigkeit beim Rauchen wesentlich größer als beim Schnupfen von Kokain. **Extreme psychische Abhängigkeit**

Aufgrund des unstillbaren Verlangens kann der Süchtige die zugeführte Drogenmenge kaum noch kontrollieren. Die Gefahr der Überdosierung wächst, und es kann danach zur Atemlähmung bzw. Herzstillstand kommen.

Die Herstellung von „Crack" ist sehr einfach. Sie erfolgt meistens durch den Konsumenten selbst im „Küchenlabor". **Herstellung**

Ausgangsprodukt ist das Kokainhydrochlorid. Zugesetzt wird eine schwache anorganische Base, zum Beispiel Hirschhornsalz, Natron, Pottasche oder einfach Backpulver und Wasser.

Die pastenartige Mischung wird zu Klümpchen geformt, dann erhitzt bzw. verbacken. Über einer Flamme oder auf Glut knacken bzw. knistern die Brocken, was ihnen den Namen „Crack" einbrachte.

Lit.: Thesen, R., PZ Nr. 8, 30426-30427 (1991).

Die natürlichen Weckmittel sind Getränke wie Kaffee, Tee, Coca-Cola, die Coffein bzw. Thein (= das Coffein des schwarzen Tees) enthalten. **Weckmittel**

Eine neue „Wunderdroge" kommt aus dem Regenwald. Ihr Name ist „Guarana".

Vorkommen und Verwendung:

Guarana wird aus der in Brasilien und Venezuela heimischen Urwaldliane Paullinia cupana gewonnen. **Guarana**

Die gerösteten Samen der Pflanze werden zerkleinert und mit Wasser zu einem Brei angestoßen. Der Brei wird zu Stangen oder Kugeln geformt und getrocknet oder gebacken. Die Guaranis-Indianer benutzten Guarana, um Müdigkeit und Hunger zu unterdrücken. Auch heute noch werden in Brasilien zu diesem Zweck ein bis zwei Gramm Guarana mit heißem oder kalten Wasser aufgeschwemmt und getrunken.

Coffeinreichste Droge
Guarana ist die coffeinreichste Droge, die man kennt. Sie enthält zwischen vier und acht Prozent Coffein und damit weit mehr als Kaffee (Coffeingehalt etwa ein Prozent).

Wirkung und Gefahren:
Der Guarana-Rausch beruht ausschließlich auf einer lang anhaltenden Coffeinwirkung, die etwa sechs Stunden dauert.

Coffeinwirkungen
Die bekannten Coffeinwirkungen:
▷ Ermüdungserscheinungen werden aufgehoben,
▷ geistige Leistungen werden verbessert,
▷ das Vasomotoren- (Vasomotoren = Gefäßnerven) und Atemzentrum wird erregt,
▷ Gehirngefäße werden verengt,
▷ Haut-, Nieren- und Koronargefäße sowie Bronchien werden dilatiert (erweitert),
▷ Herzfrequenz und -kontraktilität sowie Diurese werden gesteigert.

Aphrodisierende Effekte durch Einnahme von Guarana werden in der Drogenszene groß herausgestellt. In der soliden Literatur sind darüber keine Angaben zu finden. Auch wird die volle belebende Wirkung nur bei ermüdeten Menschen beobachtet. Eine körperliche Abhängigkeit wird durch Coffein nicht induziert, wohl aber Gewöhnung und Toleranz. Gesundheitlich negative Konsequenzen kann der Genuß von Guarana dennoch haben.
Bei Absetzen von Guarana nach längerem Gebrauch wird ein Entzugskopfschmerz beschrieben. Analog zum Kaffeegenuß können hohe Dosen zu Ruhelosigkeit, Angst, Muskelzittern oder Herzrhythmusstörungen führen. Menschen mit Bluthochdruck, Herzkrankheiten oder chronischen

Kopfschmerzen sollten Guarana-Präparate deshalb meiden.

Interessant, besonders für die Geriatrie, ist die Beobachtung, daß Coffein auch schlaffördernd sein kann. Die Schlafförderung entsteht durch eine Gegensteuerung des vegetativen Nervensystems auf stimulierende Reize, die besonders bei älteren Menschen, bei Hypertonikern sowie chronischen Coffeinkonsumenten vorkommen.

Schlafförderung durch Coffein

Synthetische Weckmittel werden wissenschaftlich als Psychoanaleptika, Psychotonika oder Psychostimulantien bezeichnet.
In der Umgangssprache werden sie auch Muntermacher genannt.

Synthetische Weckmittel

Hierher gehören das Amphetamin, Methamphetamin und das Methylendioxy-Methyl-Amphetamin. Letzteres heißt abgekürzt MDMA bzw. wird in der Drogenszene als ADAM, ECStASY oder SPEED bezeichnet.
MDMA soll die Wirkung von Heroin und LSD haben. Andere Psychostimulantien sind z.B. das Fenetyllin (Captagon) und das Methylphenidat (Ritalin).
D-Norpseudoephedrin ist kein Betäubungsmittel, gehört aber auch zu dieser Substanzklasse.

Amphetamine

Wirkung und Gefahren:
Weckmittel steigern die körperliche und geistige Leistungsfähigkeit und bessern die Stimmungslage.
Deshalb werden sie besonders häufig von Menschen in Streßsituationen und denen, die ihre Leistungsfähigkeit übernatürlich verlängern wollen, benutzt. Ihre appetithemmende Wirkung, besonders bei der Substanz D-Norpseudoephedrin, wird bei Abmagerungskuren eingesetzt.
Der Mißbrauch der Weckmittel führt zu planloser Aktivität, angstgetönten Wahnbildungen und Blutdruckkrisen. Langzeitfolgen sind Depressionen, schwere Organstörungen und körperlicher Verfall.

Folgen des Mißbrauchs

Betäubungsmittel ohne medizinische Bedeutung

Einige Betäubungsmittel bzw. „Drogen" haben keine medizinische Bedeutung. Man findet sie deshalb auch nicht in den Apotheken. Wegen ihrer Gefährlichkeit sind sie aber dem Betäubungsmittelgesetz unterstellt. Diese „Drogen" kommen ausnahmslos illegal auf den grauen Markt und werden dort zu sehr hohen Preisen ebenso illegal gehandelt. Im wesentlichen handelt es sich um die Halluzinogene wie LSD, Meskalin, Psilocybin und PCP (Phencyclidin), ferner um Haschisch und Marihuana. Seit neuestem werden in „Waschküchenlabors" aus dem stark analgetisch wirkenden Betäubungsmittel Fentanyl (s. auch Arzneimittellehre Spez. Teil, Kapitel 64) illegal sogenannte „Designer-Drogen" hergestellt.

Halluzinogene

Als Halluzinogene bezeichnet man Substanzen, die Sinneseindrücke verändern und Sinnestäuschungen hervorrufen. Ihre Herkunft und ihre Verwendungsformen sind unterschiedlich.

LSD

LSD ist die Abkürzung für Lysergsäurediethylamid. Es ist der Grundbaustoff der Mutterkornalkaloide und kann künstlich hergestellt werden. Angewendet wird es als Lösung auf Zucker oder Löschpapier, aber auch als Tabletten oder Kapseln. Schon mit kleinsten Dosen ($\frac{1}{10\,000}$ g) ist ein „Trip", eine Reise, zu erzielen.

Wirkung und Gefahren:
LSD-Anhänger sprechen von einer bewußtseinserweiternden, „offenbarenden", psychedelischen (die Psyche offenlegenden) Wirkung der Droge. Der LSD-Konsument gerät dabei in einen Zustand gesteigerter nervlicher Erregbarkeit.
Seine Stimmung ist überschwenglich oder auch niedergeschlagen. Optische und akustische Wahrnehmungen werden unter LSD verstärkt, auch der Geschmacks- und Geruchssinn wird gesteigert. Die Erlebnisse und Sinnestäuschungen können so bedrängend werden, daß es zu unerwarteten Fehlhandlungen, z.B. Suizidversuchen, kommt. Man

„Horrortrip"

spricht dann von einem „Horrortrip".

Flash-back

Auch der flash-back (Echorausch) tritt häufig auf, d.h. ohne neue Zuführung der Droge kommt es plötzlich zu Rauschzuständen von erheblicher Tiefe und Dauer.

Meskalin

Meskalin ist der Wirkstoff des Peyotl-Kaktus. Er wird seit Urzeiten in Mexiko und Südamerika unter anderem bei religiösen Zeremonien verwendet.
Meskalin kann künstlich hergestellt werden und wird illegal in Kapseln als weißliches Pulver oder in wäßriger Lösung gehandelt.
Es führt ebenfalls zu Rauscherlebnissen und Sinnestäuschungen.

Psylocibin

Psylocibin ist ebenfalls eine halluzinogene Substanz. Sie ist in einem mexikanischen Rauschpilz enthalten und kann auch künstlich hergestellt werden.

DOM

DOM (oder „StP"). Darunter versteht man synthetische Abkömmlinge des Amphetamins (s. auch S. 215 „Synthetische Weckmittel") mit starker halluzinogener Wirkung.

Phencyclidin

Die Droge PCP (auch „Angel-Dust = Engelstaub" genannt), bei uns in der Bundesrepublik noch kaum bekannt, forderte in den letzten Jahren mehr Drogentote in den USA als Heroin.
Das vollsynthetische Phenyl-Cyclohexylpiperidin, kurz PCP genannt, wurde ehemals als Narkosemittel entwickelt.
Als Narkosemittel hatte man PCP allerdings bereits 1965 wieder fallengelassen, weil viele Patienten beim Erwachen aus der Narkose unter extremer Erregung, Sehstörungen und Delirien litten. Heute wird der Stoff nur noch illegal hergestellt. Die Anwendung als Droge erfolgt nicht als Tablette oder Kapsel, sondern wird als Pulver mit Tabak oder Marihuana geraucht. Es kann aber auch in flüssiger Form auf Marihuana, Tabak, Tee oder Pfefferminze aufgebracht und mit dem Rauch inhaliert werden.

Wirkung und Gefahren:
Bei niedriger Dosierung wirkt PCP halluzinogen, bei höheren Dosen treten oft Kampfeslust, Schüttel-

krämpfe, Katatonie (Spannungsirrsein) und Koma auf. Als häufigste Todesursache bei Überdosierung wird der Atemstillstand beschrieben.

Designer-Drogen

Designer-Drogen sind neue synthetische Drogen (designer drugs), die von „Untergrundchemikern" in Waschküchenfabriken bzw. -laboratorien hergestellt werden. Es handelt sich bei den Designer-Drogen um chemische Abwandlung von bekannten, meist analgetisch wirksamen Substanzen. Durch Einführung von bestimmten chemischen Gruppen in das Muttermolekül kann es oft zu einer erheblichen Wirkungssteigerung und Erhöhung des Suchtpotentials kommen.

Wirkdosis und letale Dosis liegen niedriger als bei herkömmlichen Rausch- und Suchtmitteln. Überdosierungen sind daher nicht selten.

Viele der neuen Designer-Drogen sind noch nicht in die Liste des Betäubungsmittelgesetzes aufgenommen. Eine Bestrafung der Täter ist daher oft nicht möglich.

Die wichtigsten Substanzklassen der neuen Drogen sind:

Amphetamine (Weckmittel)

Phencyclidine (PCP)

Fentanyle

Prodine (Pethidin-Dolantin-Analoga) (s. Arzneimittellehre Spez. Teil, Kapitel 5)

Lit.: Kovar, A.K. und Grausam, U., DAZ, Nr. 30, 1569–1574 (1987)

Haschisch und Marihuana

Haschisch und Marihuana sind Produkte des im Vorderen Orient, in Afrika und in Südamerika verbreiteten indischen Hanfes (botanische Bezeichnung: Cannabis sativa var. indica). Haschisch ist das Harz der weiblichen Blütensprosse des indischen Hanfs, während die getrockneten, zermahlenen Blätter und Blüten Marihuana darstellen. Sie sind weltweit verbreitet und werden unter verschiedenen Namen gehandelt, z. B. als grass, Heu, joint, kif, shit u. a. Die offizielle internationale Bezeich-

nung ist „Cannabis". Der Hauptwirkstoff ist das Tetrahydrocannabinol (THC). Beide Drogen werden zerkrümelt, mit Tabak vermischt und in Zigaretten (Joint) oder Pfeifen geraucht. Sie riechen eigenartig nach Heu. Beim Verbrennen tritt Rauch auf, der an Verbrennungsprodukte von Räucherkerzen erinnert.
Der Zusatz zu Getränken kommt seltener vor. Eine weitere Form ist das Haschischöl, ein Extrakt aus der gepreßten Hanfpflanze.

Wirkung und Gefahren:
Haschisch und Marihuana wirken bei den Verbrauchern unterschiedlich. Sie beeinflussen das Konzentrationsvermögen und führen bei manchem zu gehobener Stimmung und gesteigerter Kontaktfreudigkeit, bei anderen zu Ruhelosigkeit und Antriebsverlust. Alle Sinneswahrnehmungen, besonders Farb- und Tonempfindungen, werden intensiver. Höhere Dosen rufen Sinnestäuschungen (Halluzinationen), auch Angstzustände und Depressionen hervor.
Haschisch macht, wie alle anderen Drogen auch, psychisch abhängig. Etwa fünf Tage benötigt der Körper um gerade die Hälfte des zugeführten Rauschgiftes abzubauen. Wer also pro Woche auch nur einen „Joint" raucht, ist nie drogenfrei, auch wenn er dies nicht wahrhaben möchte.
Bemerkenswert ist bei Haschisch auch der sogenannte flash-back, ein Nachhall- bzw. Echoeffekt, der Tage, Wochen oder Monate nach der letzten Zufuhr auftreten kann. Die schädlichen Wirkungen von Haschisch und Marihuana sind am Anfang des Gebrauchs meistens noch gering. Bei langem Haschischmißbrauch leiden die Leistungs- und Konzentrationsfähigkeit, auch Depressionen und Suizidneigung und Verwirrtheitszustände sind beobachtet worden.
Gefährlich ist aber vor allem, daß Haschisch und Marihuana als sogenannte Einstiegsdrogen dienen. Das bedeutet, daß der Süchtige bald nicht mehr mit

Einstiegsdrogen

der Wirkung zufrieden ist und sich „härtere" Drogen, wie z.B. Morphium, Heroin oder andere synthetische Betäubungsmittel verschafft.

Alltagsdrogen

Andere Drogen bzw. Alltagsdrogen und Rauschmittel

Unter diese Begriffe fallen die „Drogen" Alkohol, einige Arzneimittelgruppen, Nikotin und Schnüffelstoffe.

Diese sind leider jedem Erwachsenen sehr leicht bzw. leicht zugänglich und führen teilweise wie Betäubungsmittel zu einer starken Abhängigkeit.

Alkohol

Alkohol. Trinkalkohol (Ethylalkohol) wird aus Obst oder Getreide hergestellt. Diese enthalten Zucker oder Stärke, die durch Gärung in trinkbaren Alkohol umgewandelt werden. Alkohol ist ein Zellgift. Der regelmäßige Genuß der „Volksdroge" Alkohol kann in allen bekannten Formen eine Abhängigkeit erzeugen. Der Übergang von unbeschwertem Alkoholgenuß in die Alkoholkrankheit geschieht unmerklich. Er ist für keinen Alkoholkonsumenten exakt im voraus zu bestimmen. Erwiesen ist, daß regelmäßiger und starker Alkoholgenuß über einen längeren Zeitraum mit Sicherheit zu organischen und seelischen Schäden mit unabsehbaren sozialen Konsequenzen führt.

Beim Alkoholabhängigen treten bald Entzugserscheinungen auf, wenn er seine „Droge" nicht mehr zuführt. Aus eigenem Willen kann der Kranke auf den Alkohol nicht mehr verzichten. Fachliche Hilfe ist unbedingt notwendig.

Alkoholschäden

Wirkungen und Gefahren:

Alkohol erreicht über die Blutbahn alle Organe und belastet sie.

Das Gehirn gehört mit zu den am unmittelbarsten betroffenen Organen.

Je nach Menge des zugeführten Alkohols treten die bekannten Wirkungen auf, z.B. gehobene Stimmung, gesteigerte Kontaktfreudigkeit, Nachlassen des Reaktionsvermögens, Verlust von Hemmungen, Rausch, Gleichgewichtsstörungen, schließlich Bewußtlosigkeit.

Absolute Gefahren sind erhöhte Unfallgefahr, Vergiftungen mit Todesfolge.

Weitere Gefahren:

Leber: Alkohol wird durch die Leber abgebaut. Durch zuviel Alkohol werden die Leberzellen geschädigt. Folgen: Leberverfettung, Leberzirrhose.

Bauchspeicheldrüse: Durch Schädigung der Bauchspeicheldrüse treten Entzündungen und Verdauungsstörungen auf.

Darm: Durch Einwirkung auf den Darm entstehen Schleimhautschädigungen und Verdauungsstörungen.

Herz: Alkohol vermindert die Schlagkraft des Herzens. Herzmuskelzellen können geschädigt werden.

Mögliche Folgen: Herzinsuffizienz (Herzschwäche).

Magen: Schädigung der Magenschleimhaut. Daraus resultierend Magenschleimhautentzündungen und Magengeschwüre.

Nerven: Alkohol schädigt auch die Nervenzellen. Mögliche Folgen: Hirnschrumpfung, Gedächtnisstörungen, allmähliche Wesensänderung, Kribbeln, Schmerzen, Taubheitsgefühl in Händen und Beinen.

Händezittern, Gangunsicherheit.

Arzneimittel Arzneimittel sind synthetische oder natürliche Stoffe, mit denen man die Beschaffenheit, den Zustand oder die Funktionen des menschlichen Körpers bzw. seelische Zustände beeinflussen kann (s. auch S. 182).

Die Einnahme soll entsprechend den Anordnungen des Arztes oder der beiliegenden Gebrauchsinformation nur dann erfolgen, wenn hierzu eine Notwendigkeit besteht.

Zahlreiche Arzneimittelgruppen haben ein mehr oder weniger großes Suchtpotential (die Fähigkeit, eine Abhängigkeit zu bewirken); siehe Abb. 25.

Wirkgruppen	Vornehmlich mißbraucht von			WHO-Zuordnung
	A	M	D	
1 Stark wirksame Analgetika/Antitussiva Morphin-, Pethidin-, Methadon-Derivate		x	xx	Morphin-Typ
2 Schwach bis mittelstark wirksame Analgetika v. a. Analgetika-Kombinationen	x	x		
3 Sedativa/Hypnotika Bromureide Barbitursäurederivate Sonstige	x	xx	x	Barbiturat-/ Alkohol-Typ
4 Tranquillantien Carbamate Benzodiazepine	x xx	xx x	x x	
5 Alkoholhaltige Arzneimittel-Zubereitungen	xx	x		
6 Psychostimulantien	x	xx	x	Amphetamin-Typ
7 Appetitzügler	x	xx		Khat-Typ
8 Sonstige Wirkstoffgruppen Anticholinergika Laxantien Corticoide		x x x	x	Halluzinogen-Typ – –
A = Alkoholkranke, M = Medikamentenabhängige, D = Drogenabhängige				

Abb. 25: Arzneimittelgruppen mit Suchtpotential (WHO)

Mittel gegen Schmerzen

Mißbraucht werden häufig:

Mittel gegen Schmerzen. Sie regen an und täuschen angenehmes Körpergefühl vor. Die akuten Gefahren sind z.B. Koordinationsstörungen, Bewußtseinstrübungen. Langzeitfolgen sind Nieren- und Leberschäden.

Schlafmittel

Schlafmittel werden häufig wegen einer sogenannten paradoxen Wirkung unentbehrlich, das heißt, der Süchtige reagiert nicht mit Schlafbedürfnis, sondern mit gesteigerter Munterkeit. Er benutzt sie als Aufputschmittel.

Akute Gefahr: Atemlähmung mit Todesfolge. Langzeitfolgen: Psychische Abstumpfung, körperlicher Verfall.

Beruhigungsmittel

Beruhigungsmittel. Eine besondere Gruppe von Beruhigungsmitteln sind die sogenannten Tranquilizer. Sie wirken angst- und spannungslösend. Sie können entgegen anfänglichen Erwartungen eine echte Abhängigkeit bzw. Sucht verursachen. Wichtig: Durch Einnahme von Schlaf- und Beruhigungsmitteln, aber auch Mitteln gegen Schmerzen wird die Verkehrstüchtigkeit, Bedienungsfähigkeit von Maschinen u.a. erheblich beeinträchtigt.

Weckmittel (Stimulantien) (s. S. 213).

Gefahren des Arzneimittelmißbrauchs: Mißbrauch von Arzneimitteln stellt einen schweren Eingriff in den Organismus dar. Abwehrreaktionen können geschwächt werden.

Gefahren des Arzneimittel- mißbrauchs

Der Organismus kann gegen Infektionen und andere Erkrankungen anfälliger werden. Gehirn und Nervensystem leiden, weil ihre natürlichen Bedürfnisse nach Ruhe und Erholung unterdrückt werden. Diese Störungen der natürlichen Stoffwechselabläufe des Organismus und die Einwirkung der körperfremden chemischen Verbindungen der Medikamente können zu seelischen und organischen Schädigungen führen, die nur schwer zu reparieren sind.

Wichtig: Zahlreiche Arzneimittel werden durch gleichzeitige Zufuhr von Alkohol in ihrer Wirkung verstärkt oder verändert.

Alkohol und Arzneimittel

Bei Schlaf- und Beruhigungsmitteln, Mitteln gegen Schmerzen, aber auch bei stimmungsbeeinflussenden Medikamenten sind alkoholische Getränke besonders gefährlich.

Die Medikamentenabhängigen und deren Angehörige finden Hilfe in den Beratungsstellen „Narcotics Anonymous, NA" und in den Selbsthilfegruppen dieser Einrichtungen, die es in vielen Städten gibt.

Selbsthilfe- gruppen

Nikotin ist das Hauptalkaloid des Tabaks. Es ist ein starkes Gift. Man benutzt es daher auch zur Schädlingsbekämpfung.

Nikotin

Wirkung: Nikotinderivate wirken bei medizinischer Anwendung zunächst erregend, dann lähmend auf die vegetativen Ganglien.

Hauptrisikofaktor Rauchen

Gefahren: Der Hauptrisikofaktor für die Herz- und Kreislauferkrankungen (über 50 % aller Sterbefälle) ist das Rauchen.

Es ist nicht nur bei der Entstehung der Arteriosklerose, sondern auch als krebsinduzierender Faktor von großer Bedeutung. Das Nikotin fördert die Verengung und Verkalkung der Blutgefäße und führt so zu Durchblutungsstörungen.

Davon können die Herzkranzgefäße betroffen sein. Das Herz erhält zu wenig Sauerstoff, ein Angina-pectoris-Anfall tritt auf (s. auch Arzneimittellehre Spez. Teil, Kapitel 54). Wenn die mangelhafte Sauerstoffversorgung einen kritischen Punkt erreicht, z.B. bei starker körperlicher oder seelischer Belastung, kann es gerade beim Raucher zum Herzinfarkt kommen.

Durchblutungsstörungen

Durchblutungsstörungen, die nicht nur vom Nikotin des Tabaks, sondern auch durch Inhalation des bei der Verbrennung des Tabaks entstehenden Kohlenmonoxides herrühren, können zum „Raucherbein" führen, welches in extremen Fällen eine Amputation erfordert.

Raucherhusten und Lungenkrebs

Die Atemwege sind dem Tabakrauch unmittelbar ausgesetzt. Die im Rauch enthaltenen Teerstoffe lähmen den Selbstreinigungsmechanismus der Luftwege. Durch Husten versucht der Körper, die Ablagerungen nach außen zu befördern. Gelingt das nicht mehr, lagert sich der Tabakteer in der Lunge ab, und es kann Krebs entstehen.

Ersatzstoffe

In die Gruppe der Ersatzstoffe gehören ganz verschiedene Substanzen. Unter anderem sind die Schnüffelstoffe zu erwähnen. Es handelt sich um Lösungsmittel wie Äther, Aceton, Benzin, Trichlorethylen u.a. Auch Verdünnungsmittel für Farben und Klebstoffe werden benutzt.

Schnüffelstoffe

Schnüffeln bedeutet Einatmen von Dämpfen der obengenannten, meist leichtflüchtigen Lösungsmittel. Meistens werden die Schnüffelstoffe in Kunststofftüten gefüllt, die man sich eng vor das Gesicht hält.

Der Mißbrauch dieser leicht verfügbaren Inhalationsstoffe hat in letzter Zeit große Ausmaße angenommen.

Wirkung und Gefahren:
Beim Inhalieren setzt ein kurzdauernder Rausch ein, der durch erneutes Einatmen wiederholt werden kann. Die Folgen reichen von mäßiger Euphorie über allgemeine Enthemmung bis zur Bewußtlosigkeit.

Das „Gift" verursacht mitunter so heftige Schwankungen des Herzschlags, daß innerhalb weniger Minuten der Tod eintritt. Man spricht vom „plötzlichen Schnüffeltod".

Schnüffeltod

Der Schnüffelrausch hat große Ähnlichkeit mit dem Alkoholrausch. Längerdauernder Gebrauch führt zu Schädigung des Knochenmarks und der Leber. Auch wurde psychische Abhängigkeit beobachtet. Schnüffeln stellt oft die Vorstufe für späteren Drogenmißbrauch (Drogenabhängigkeit) dar.

**Schnüffel-
rausch**

**Drogenabhängig-
keit**

Hilfe und Behandlung:
Beratung
Der Drogenabhängige sollte sich, wenn er willens ist, vom Drogenmißbrauch loszukommen, an eine Drogenberatungsstelle wenden. Dort wird ihm für sein Vorhaben Hilfe angeboten.

**Drogenberatungs-
stelle**

Aber nicht nur der Drogenabhängige braucht Beratung, sondern auch die Menschen, die unmittelbar im Zusammenleben mit ihm betroffen sind.

Ziel der Drogenberatung ist, dem Ratsuchenden Entscheidungshilfen zu geben, seine Fähigkeit zum Lösen von Problemen zu stärken und ihm neue Impulse zur aktiven Auseinandersetzung mit sich selbst und seiner sozialen Umwelt zu geben.

Behandlung des Drogenmißbrauchs:
Es gibt verschiedene Behandlungspläne. Alle beginnen mit der körperlichen Entgiftung in einer Klinik (3–14 Tage). Danach folgt eine intensive Behandlung durch Gruppen- und Einzeltherapie (6–18 Monate). Sie wird in einer Fachklinik oder

Behandlung

einer therapeutischen Einrichtung mit Langzeitprogramm durchgeführt.

Ziel der Behandlung ist es, die seelische Drogenabhängigkeit zu überwinden, den freien Willen und die Verantwortung wieder zu entdecken und die aktive Auseinandersetzung mit Schwierigkeiten zu üben.

Danach kann sich eine Zeit der Nachsorge anschließen. Je nach Behandlungsplan beginnt sie mit dem Leben in einer therapeutischen Wohngemeinschaft oder direkt im selbstgewählten Alltag mit Unterstützung durch Starthilfe und Beratung.

Therapie mit Methadon (Methadonprogramme)

Therapie (Behandlung) des Drogenmißbrauchs mit Methadon:

Da der Trend zu harten Drogen zunimmt, ist die Rehabilitierung von Drogenabhängigen mit Hilfe von Methadon in der Bundesrepublik wieder ins Gespräch gekommen.

Seit 1987 lief in einem Bundesland ein auf fünf Jahre angelegter wissenschaftlicher Versuch.

In Amerika wird schon seit längerer Zeit mit Hilfe von Methadon der Heroinentzug mit mehr oder weniger viel Erfolg durchgeführt.

International besteht Methadon aus einem Gemisch von Levo- und Dextromethadon. In der BRD ist der eigentliche, reine Wirkstoff Levomethadon als L-Polamidon im Handel, seit neuestem aber auch das Methadon.

Methadon unterdrückt die Abstinenzsymptome beim Heroinentzug. Die Süchtigen werden von Kreislaufstörungen, Schweißausbrüchen, Schwindelanfällen und starken Schmerzen verschont, die mit der Abstinenz einhergehen. Anders als beim Heroin müssen die Abhängigen allerdings auf den Rauschzustand verzichten. „Methadon" verleiht keinen „Kick", ist aber selbst ein Betäubungsmittel (starkes Analgetikum), das erhebliche Abhängigkeit erzeugt.

Durch kontrollierte, kostenlose Gaben von Methadon in zugelassenen Abgabestellen soll die Beschaffungskriminalität (Diebstähle, Drogenprostitution, Einbrüche, Raubüberfälle), die Zunahme der aidsinfizierten Süchtigen und das „needle sharing" (Mitbenutzung von Injektionsnadeln) reduziert werden. Ferner soll Einfluß auf freiwilligen Entzug des nun Methadonsüchtigen erzielt werden.

Reduktion bzw. Blockierung der Beschaffungskriminalität

Die Entlastung vom Zwang der Nachschubbeschaffung sollen die Möglichkeiten einer psychotherapeutischen Behandlung verbessern und letztendlich die Resozialisierung einleiten.

Seit 1. Oktober 1991 dürfen Ärzte unter bestimmten Voraussetzungen Methadon (Levomethadon, L-Polamidon) oder ein anderes für die Substitution zugelassenes Betäubungsmittel Drogensüchtigen zu Lasten der Krankenkassen verordnen.

Substitutionstherapie

Die Richtlinien über neue Untersuchungs- und Behandlungsmethoden, kurz „NUB-Richtlinien" genannt, schreiben allerdings die Abgabe der Ersatzstoffe in engen Grenzen vor.

NUB-Richtlinien

Sie ist zu Lasten der Krankenkassen nur erlaubt, wenn Suchtkranke unter besonderen Schmerzzuständen leiden, bei Schwangerschaft oder wenn beim Entzug Lebensgefahr droht.

In den Personenkreis, dem Methadon als Ersatzdroge verordnet werden darf, gehören außerdem Aidskranke sowie Drogensüchtige, die sich einer unbedingt notwendigen stationären Behandlung unterziehen müssen und denen gegen ihren Willen nicht gleichzeitig ein Drogenentzug zuzumuten ist.

Die Substitutionstherapie erfordert eine psychosoziale Begleitung.

Der behandelnde Arzt benötigt für die Substitutionstherapie u. a. auch aus abrechnungstechnischen Gründen eine Erlaubnis der Ärztekammer. Er hat den Urin und gegebenenfalls auch das Blut des Abhängigen in unregelmäßigen Abständen auf andere suchtmachende Stoffe zu untersuchen. Das vom Arzt ausgestellte BtM-Rezept darf dem Abhängigen nicht ausgehändigt werden. Es muß vom Arzt oder einer Vertrauensperson der Praxis in die Apo-

BtM-Rezept

theke gebracht werden. Die Apotheke liefert das Betäubungsmittel (BtM) in einer für parenterale Zwecke nicht anwendbaren Form an die Praxis.

Einnahme unter Aufsicht

Der Abhängige muß die tägliche Einzelgabe unter Aufsicht des verschreibenden Arztes oder seines ärztlichen Vertreters einnehmen. Ist dies an Wochenenden oder Feiertagen oder wegen häuslicher Pflegebedürfnis nicht möglich, kann das Betäubungsmittel auch durch das Krankenpflegepersonal einer Sozialstation, das examiniert und vom behandelnden Arzt eingewiesen sein muß, oder einer anderen behördlich anerkannten Einrichtung, dem Abhängigen verabreicht werden.

Die Erörterung weitergehender Vorschriften, die bei der Substitution von Betäubungsmitteln zu beachten sind, sollten bei Bedarf in der Originalliteratur nachgelesen werden.

Lit.: 1. BGBl. I, S. 2483 vom 31. 12. 92. 2. PZ, Nr. 2, 72–82 (1993).

Die „Methadonprogramme" sind aber immer noch sowohl in der Wissenschaft als auch in der Politik umstritten.

Eine Alternative zur oralen Gabe von Methadon zum Drogenentzug unter ärztlicher Aufsicht ist der

Reefers

Einsatz von Heroin- bzw. Methadonzigaretten (reefers genannt). Sie wird in Großbritannien angewandt. Die Injektion von Heroin wird dadurch unnötig. Zigaretten werden vom Apotheker mit in Chloroform gelöstem Heroin getränkt. Das Lösungsmittel verdampft und der Suchtstoff verbleibt in der Zigarette. Er kann daraus nicht mehr wiedergewonnen werden. Eine individuelle Dosierung ist durch Rauchen einer bestimmten Anzahl von Zigaretten möglich. Die britische Initiative soll vor allem die Ausbreitung von Aids unter den Drogenabhängigen verhindern, aber auch die Beschaffungskriminalität blockieren.

Lit.: Pharm. J., 828 (1993).

Die Betäubungsmittel-Verschreibungs-Verordnung (BtMVV)

Die Verordnung über das Verschreiben, die Abgabe und den Nachweis des Verbleibs von Betäubungsmitteln (BtMVV) von 1981, geändert 1986, zuletzt geändert 1994, brachten einige Änderungen bzw. Neuerungen gegenüber den bisher gültigen Vorschriften. Die Änderungsverordnung von 1986 machte den Umgang mit Betäubungsmitteln übersichtlicher und praktikabler. Andererseits sind in ihr verschärfte Bestimmungen enthalten, deren Nichtbeachtung zu Schwierigkeiten und unter Umständen auch zu hohem Bußgeld bzw. Strafverfahren führen kann. Das Kernstück der Änderung von 1986 ist die Einführung besonderer, mit fortlaufenden Nummern und Erkennungsnummer des verschreibenden Arztes versehener amtlicher Formblätter für die Verschreibung von Betäubungsmitteln (Betäubungsmittel-Sonderrezepte). Sie bestehen aus einem dreiteiligen Formularsatz zum Durchschreiben – ähnlich den Banküberweisungen – auf fälschungssicherem Papier und werden vom Bundesgesundheitsamt herausgegeben bzw. können von dort bezogen werden. Berechtigt zum Bezug der Betäubungsmittel-Sonderrezepte sind alle Ärzte, Zahnärzte und Tierärzte, die im Besitz einer gültigen Approbation sind (Bezugsberechtigte).

BtMVV

Betäubungsmittel-Sonderrezepte

Betäubungsmittel dürfen nur von Ärzten, Zahnärzten und Tierärzten ausschließlich mit den in dieser Verordnung vorgeschriebenen Beschränkungen und nur dann verschrieben werden, wenn ihre Anwendung am oder im menschlichen oder tierischen Körper begründet ist. Die Anwendung ist aber insbesondere nicht begründet, wenn der beabsichtigte Zweck auf andere Weise erreicht werden kann.

Das Betäubungsmittel-Sonderrezept muß u.a. folgende Angaben enthalten:

Angaben auf dem Sonderrezept

① Name, Vorname und Anschrift des Patienten, für den das Betäubungsmittel bestimmt ist.

② Ausstellungsdatum.

③ Bestandteile, Gewichtsmengen und Darreichungsform, bei abgeteilten Betäubungsmitteln ferner den Betäubungsmittelgehalt, je abgeteilte Form und die Stückzahl, bei Betäubungsmitteln in abgabefertiger Packung die Bezeichnung, die Darreichungsform, den Betäubungsmittelgehalt nach Gewicht je Packungseinheit, bei abgeteilten Formen je abgeteilte Form und die Stückzahl.

④ Gebrauchsanweisung mit Einzel- und Tagesgabe oder „Gemäß schriftlicher Anweisung".

⑤ Name des verschreibenden Arztes, dessen Berufsbezeichnung und Anschrift (Stempel). Im Vertretungsfall ferner die entsprechenden Angaben über den Vertretenen.

⑥ Ungekürzte Unterschrift des verschreibenden Arztes.

⑦ Telefonnummer des Verschreibenden.

Alle Angaben müssen auf allen Teilen des Sonderrezeptes übereinstimmen und von dem Verschreibenden eigenhändig mit Ausnahme der Angaben der Nummern 1, 2, 5 und 7 mit Tintenstift oder Kugelschreiber vorgenommen werden. Die Mengen können in arabischen oder römischen Ziffern geschrieben werden. In jeden Fall sind sie in Worten zu wiederholen.

Betäubungsmittel-änderungsverordnung

Die Betäubungsmittel-Änderungsverordnung von 1994 beseitigt den bisherigen Mißstand, daß aufgrund der zulässigen Verschreibungshöchstmengen, aber auch der vorgeschriebenen Formalien, Schmerzpatienten oft nicht ausreichend versorgt werden konnten.

Die Verschreibungshöchstmengen der Betäubungsmittel wurden nun vergrößert und zugleich der Verordnungszeitraum verlängert. In begründeten Einzelfällen darf der Arzt für einen Patienten, der in seiner Dauerbehandlung steht, auch mehr als ein Betäubungsmittel auf einem Sonderrezept-Formular verschreiben. Eine optimale Schmerztherapie dürfte durch diese Neuerungen nun möglich sein.

Teil I und Teil II des Sonderrezeptes kommen in die Apotheke. Nach der Aushändigung des Betäubungsmittels verbleibt Teil I in der Apotheke, nachdem auf der Rückseite die Abgabe durch den Apotheker bestätigt worden ist. Teil III (Durchschrift) verbleibt beim verschreibenden Arzt, der wie der Apotheker seinen Teil drei Jahre lang diebstahlsicher aufzubewahren hat. Teil II dient der Apotheke zur Verrechnung. Entweder wird er dem Patienten ausgehändigt (Privatrezept), oder er wird an die im Sonderrezept angegebene Krankenkasse eingereicht.

Abgabe der Betäubungsmittel

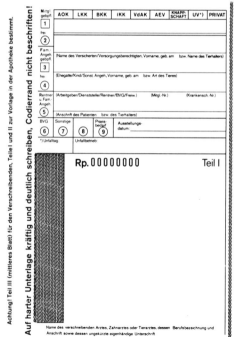

Abb. 26: Betäubungsmittel-Sonderrezept, Teil I

231

Die Betäubungsmittelverschreibungsverordnung

Bezeichnung des Betäubungsmittels (ggf. Darreichungsform und Betäubungsmittelgehalt je Packungseinheit, bei abgeteilten Formen je abgeteilte Form, in mg*)		Nachweisführende Stelle (Name oder Firma und Anschrift der Apotheke, der Hausapotheke, der Praxis, des Krankenhauses oder der anderen Einrichtung, ggf. der Teileinheit)	
Datum des Eingangs bzw. des Ausgangs	Name oder Firma und Anschrift des Lieferanten bzw. Name oder Firma und Anschrift des Erwerbenden (Name und Vorname des Patienten, Name des Tierhalters sowie Art des Tieres bzw. Name der Praxis, des Krankenhauses oder der anderen Einrichtung, ggf. Angabe der Teileinheit, des Verwendungszwecks oder sonstigen Verbleibs, u. a. Herstellung, Prüfung, Vernichtung usw.)	Eingang Ausgang des Betäubungsmittels (in g, mg* Übertrag ▶	

* Bezogen auf den Nominalgehalt
** Nur in Verbindung mit der Überprüfung erforderlich

Übertrag ▶

Nachdruck verboten

Abb. 27: Karteikarte für den Verbleibnachweis von Betäubungsmitteln

Bestand** oder Stck.)		Ggf. Name und Anschrift des verschreibenden Arztes, Zahnarztes oder Tierarztes	Ggf. Nummer der Verschreibung	Lfd. Nr. der Karte (für das bezeichnete Betäubungsmittel) Datum der Prüfung und Namenszeichen des Verantwortlichen

Nachweis des Verbleibs und des Bestandes von Betäubungsmittel

Über den Verbleib und Bestand von Betäubungsmitteln sind in

▷ Apotheken,
▷ ärztlichen Praxen,
▷ Krankenhäusern (Verbrauchstellen),
▷ Pflegeheimen unter ständiger, hauptberuflicher ärztlicher Leitung,

für jedes Betäubungsmittel unter Angabe der Bezeichnung, Darreichungsform und Gewichtsmenge des enthaltenen Betäubungsmittels fortlaufend auf

Amtliche Formblätter

Karteikarten nach amtlichem Formblatt bzw. in Betäubungsmittelbüchern mit durchgehend numerierten Seitenzahlen Aufzeichnungen zu machen. Statt der Aufzeichnung auf Karteikarten bzw. in Betäubungsmittelnachweis-Büchern kann auch eine analoge elektronische Dokumentierung benutzt werden.

Der Apothekenleiter und der jeweils verantwortliche Arzt haben mindestens einmal monatlich die vorschriftsmäßige Führung der Karteikarten oder Betäubungsmittelbücher zu prüfen und, sofern eine Änderung eingetreten ist, ihr Namenszeichen und das Datum zu vermerken.

Aufbewahrungspflicht

Die Karteikarten oder Betäubungsmittelbücher sind drei Jahre lang, von der letzten Eintragung an gerechnet, aufzubewahren und auf Verlangen der zuständigen Behörde zur Prüfung vorzulegen. Für Pflegeheime, die nicht unter ständiger, hauptberuflicher ärztlicher Leitung stehen, wird der Verbleibsnachweis (Buchführungspflicht) der Betäubungsmittel nicht gefordert. Der Ablauf des Verschreibens und die Abgabe in der Apotheke geschieht bei Pflege- bzw. Altersheiminsassen wie bei jedem Patienten, bei welchem der Verbleibsnachweis des Betäubungsmittels vom Gesetzgeber nicht gefordert wird. Hinsichtlich der Aufbewahrung von Betäubungsmitteln im Pflegeheim ohne ständige, hauptberufliche Leitung eines Arztes gibt es keine Sondervorschriften.

Es gelten die Vorschriften über die sichere Aufbewahrung aller Arzneimittel (verschließbarer Arzneimittelschrank), wobei auf Betäubungsmittel besonders geachtet werden muß.

Im Bedarfsfall kann die Heimleitung hierfür besondere Sicherheitsmaßnahmen treffen.

Wiederholungsfragen   **?**

① Welche Aufgaben haben die Apotheken?

② Welchen Zweck hat das Arzneimittelgesetz?

③ Was wird im Arzneimittelgesetz geregelt? Nennen Sie einige Beispiele!

④ Was sind Arzneimittel? (Arzneimittelbegriff?)

⑤ Was sind Fertigarzneimittel? (Definition?)

⑥ Was versteht man unter der Charge eines Arzneimittels?

⑦ Wann dürfen Fertigarzneimittel in den Verkehr gebracht werden?

⑧ Mit welchen Angaben müssen die Behältnisse von Fertigarzneimitteln versehen sein?

⑨ Welche Angaben sind auf der „Gebrauchsinformation" (Packungsbeilage) vorge-schrieben?

⑩ Was sind freiverkäufliche Arzneimittel?

⑪ Was versteht man unter apothekenpflichtigen Arzneimitteln?

⑫ In welche zwei Gruppen werden apothekenpflichtige Arzneimittel eingeteilt, und wie lautet die Kennzeichnung der jeweiligen Gruppe?

⑬ Was versteht der Gesetzgeber unter der Bezeichnung „Betäubungsmittel"?

⑭ Wozu dient das Betäubungsmittelgesetz?

⑮ Dürfen Betäubungsmittel auf einem normalen Rezeptformular verordnet werden?

⑯ Beschreiben Sie ein Betäubungsmittel-Sonderrezept! Welche Angaben muß es ent-halten?

⑰ Wie geht die Abgabe von Betäubungsmitteln in der Apotheke vor sich?

⑱ Wie ist der Verbleibsnachweis von Betäubungsmitteln im Krankenhaus oder im stän-dig hauptberuflich ärztlich geführten Altenpflegeheim vorzunehmen? Warum ist ein Nachweis durchzuführen?

⑲ Was sind Drogen?

⑳ Was versteht man unter „Drogenmißbrauch"?

㉑ Durch welchen Begriff definiert die WHO „Sucht und Gewöhnung"?

㉒ Wodurch unterscheidet sich „psychische" und „physische" Abhängigkeit?

㉓ Was ist Opium, und woraus wird es gewonnen?

㉔ Wie heißt das bekannteste Opiumalkaloid?

㉕ Warum darf Heroin in der BRD nicht als Arzneimittel verwendet werden?

㉖ Woraus wird Kokain gewonnen, und wozu dient es heute noch in der Augenheilkun-de?

㉗ Wie heißt eine neue Variante des Kokainmißbrauchs?

㉘ Welche Wirkungen haben Weckmittel?

㉙ Welche Betäubungsmittel haben keine medizinische Bedeutung?

㉛ Was sind Halluzinogene? Nennen Sie einige Beispiele!

㉜ Was bedeutet der neu geschaffene Begriff „Designer Drogen"?

㉝ Welche Drogen bezeichnet man als „Alltagsdrogen"?

㉞ Welche Wirkungen und Gefahren resultieren aus dem „Alkoholmißbrauch"?

㉟ Welche Arzneimittelgruppen werden häufig mißbraucht?

㊱ Warum ist Rauchen gefährlich?

㊲ Was versteht man unter „Schnüffelstoffen"?

Anhang

Wichtige medizinische Bezeichnungen

Abort	–	Fehlgeburt
Abszeß	–	Eiteransammlung
Acholie	–	mangelhafte Gallenbildung
Achylie	–	Fehlen der Magensäfte
Acidose	–	saure Reaktion des Blutes
Addisonismus	–	Funktionsschwäche der Nebennierenrinde
Adenitis	–	Lymphknotenentzündung
Adenom	–	gutartige Geschwulst der Drüsen
Adenosarkom	–	bösartige Geschwulst der Drüsen
Adipositas	–	Fettsucht
Adnexitis	–	Entzündung des Eileiters und Eierstockes
Agglutination	–	Zusammenballung von Zellen, z. B. im Blut
Agranulocytose	–	Verminderung der Granulocyten im Blut
Akne	–	bei fettiger Haut auftretende Pickelbildung
Albuminurie	–	Eiweiß im Harn
Alkalose	–	alkalische Reaktion des Blutes
Allergie	–	Überempfindlichkeit, durch körperfremde Stoffe hervorgerufen
Alopezie	–	Haarausfall
Amenorrhoe	–	Ausbleiben der monatlichen Regelblutung
Amöbenruhr	–	infektiöse Durchfallkrankheit
Anaemie	–	Blutarmut
Anazidität	–	Fehlen freier Salzsäure im Magensaft
Angina pectoris	–	krampfhafte Verengung der Herzkranzgefäße
Angina tonsillaris	–	entzündliche Schwellung der Rachenmandeln
Anoxie	–	Sauerstoffmangel im Gewebe
Anurie	–	fehlende Harnabsonderung
Anus praeter	–	künstlicher Darmausgang
Aphthen		weiße Bläschen auf der Mundschleimhaut
Apoplexie	–	Schlaganfall
Appendizitis	–	Wurmfortsatzentzündung, volkstümlich: „Blinddarmentzündung"

Wichtige medizinische Bezeichnungen

Arteriosklerose	–	Verengung der Arterien durch Ablagerungen
Arthritis	–	Gelenkentzündung
Arthrose	–	Gelenkdeformation
Askariden	–	Spulwürmer
Asthma bronchiale	–	anfallsartig auftretende Atemnot
Atonie	–	Erschlaffung
Atrophie	–	Abmagerung als Folge von Ernährungsstörungen oder fehlender Bewegung
Basedow'sche Krankheit	–	Überfunktion der Schilddrüse
Bechterew'sche Krankheit	–	chronische Versteifung der Wirbelsäule
Bilirubinurie	–	Gallenfarbstoff im Harn
Botulismus	–	Vergiftung durch bakteriell verseuchte Lebensmittel
Bradykardie	–	langsame Herztätigkeit
Bronchialkarzinom	–	Luftröhrenkrebs
Bronchitis	–	Entzündung der Bronchien (Luftröhren)
Bursitis	–	Schleimbeutelentzündung
Cholangitis	–	Entzündung des Gallengangsystems
Cholelithiasis	–	Gallensteinleiden
Cholestase	–	Abflußstörung der Gallenflüssigkeit
Cholezystitis	–	Gallenblasenentzündung
Chondritis	–	Knorpelentzündung
Colitis	–	Entzündung des Dickdarms
Commotio (cerebri)	–	Gehirnerschütterung
Conjunktivitis	–	Bindehautentzündung des Auges
Cor pulmonale	–	Erkrankung des Herzens, durch Drucksteigerung in der Lunge bedingt
Cushing Syndrom	–	Überfunktion der Nebennierenrinde
Dermatitis	–	entzündliche Hauterkrankung
Diabetes mellitus	–	Zuckerkrankheit
Diarrhoe	–	Durchfall
Diurese	–	Harnausscheidung
Divertikulitis	–	entzündliche Ausstülpung der Blase oder des Darmes
Dysmenorrhoe	–	schmerzhafte Regelblutung
Dyspepsie	–	leichte Verlaufsform einer Ernährungsstörung
Dyspnoe	–	Atemstörung
Ekzem	–	juckende Flechte
Embolie	–	Verschleppung von Blutgerinnseln oder Fetttröpfchen

Wichtige medizinische Bezeichnungen

Emphysem	–	Blählunge
Empyem	–	Eiteransammlung im Gewebe
Endokarditis	–	Entzündung der Herzinnenhaut
Endometritis	–	Entzündung der Gebärmutter-schleimhaut
Enteritis	–	Entzündung des Dünndarms
Enuresis	–	Bettnässen
Enzephalitis	–	Entzündung des Gehirns
Enzym	–	Syn. Ferment, in lebenden tierischen und pflanzlichen Zellen gebildete hochmolekulare Eiweißkörper (Biokatalysatoren)
Epilepsie	–	Fallsucht
Erysipel	–	Wundrose
Exanthem	–	breitflächige, entzündliche Hauterscheinungen
Extrasystole	–	Herzschlag außer der Reihe
Fibrom	–	gutartiges Geschwulst des Bindegewebes
Fibrose	–	Vermehrung des Bindegewebes
Fistel	–	röhrenförmiger Gang zwischen Körperhöhlen und Körperober-fläche
Flatulenz	–	Blähungen
Fluor	–	Ausfluß aus der Scheide
Fraktur	–	Knochenbruch
Furunkulosis	–	zahlreiche Furunkel
Ganglienblockade	–	Hemmung der Reizübertragung in einer Nervenschaltstelle
Gangrän	–	absterbendes Gewebe
Gastritis	–	Magenschleimhautentzündung
Gastroenteritis	–	Magen-Darmentzündung durch infizierte Lebensmittel
Gingivitis	–	Zahnfleischentzündung
Glaukom	–	Grüner Star: Steigerung des Augeninnendruckes
Glossitis	–	Entzündung der Zunge
Glottisoedem	–	Schwellung der Kehlkopf-schleimhaut
Gonorrhoe	–	Tripper
Gravidität	–	Schwangerschaft
Haematom	–	Bluterguß
Haematurie	–	Blut im Harn
Hämorrhoiden	–	Erweiterung von Blutgefäßen im After
Hepatitis	–	Leberentzündung
Hepatose	–	Schädigung der Leberzellen
Hernie	–	Bruch
Herpes zoster	–	Gürtelrose

Wichtige medizinische Bezeichnungen

Herzinsuffizienz	– unzureichende Funktion des Herzens
Hormon	– körpereigener Stoff, der in Drüsen gebildet wird und Stoffwechselvorgänge steuert
Hyperämie	– Blutfülle
Hyperazidität	– Übersäuerung des Magens
Hyperthyreose	– Überfunktion der Schilddrüse
Hypertonie	– hoher Blutdruck
Hypoglykämie	– Verminderung des normalen Blutzuckers
Hypophyse	– Hirnanhangdrüse
Hypothyreose	– Unterfunktion der Schilddrüse
Hypotonie	– niedriger Blutdruck
Ikterus	– Gelbsucht
Impetigo	– Eiterflechte
Infarkt	– durch Verschluß einer Arterie abgestorbener Gewebebezirk
Influenza	– echte Grippe, Virusgrippe
Insuffizienz	– ungenügende Leistung
intramuskulär	– in den Muskel
intravenös	– in die Vene
Ischämie	– Blutleere einzelner Organteile
Ischialgie	– Entzündung des Ischiasnervs
Kachexie	– Kräfteverfall
Kammerflimmern	– ungeordnete Zusammenziehung einzelner Muskelfasern des Herzens
Karzinom	– Krebs
Katerakt	– Grauer Star: Linsentrübung
Klimakterium	– Wechseljahre
Kolonkarzinom	– Krebs des Dickdarms
Kolpitis	– Scheidenentzündung
Koma	– Bewußtlosigkeit
Krupp	– entzündliche Schwellung der Kehlkopfschleimhaut
Laryngitis	– Kehlkopfentzündung
Leberzirrhose	– Umgestaltung der Leberzellen zu Bindegewebe (Leberverschwartung)
Leukämie	– bösartige Vermehrung der weißen Blutkörperchen
Leukozytose	– gutartige Vermehrung der weißen Blutkörperchen
Lipom	– gutartiges Fettgeschwulst der Haut
Lumbago	– Hexenschuß
Lymphadenitis	– Lymphknotenentzündung
Mammakarzinom	– Krebs der Brustdrüse
Mastitis	– Brustdrüsenentzündung

Meningitis	–	Hirnhautentzündung
Menopause	–	Aufhören der Regelblutungen
Menstruation	–	Monatsblutung
Metastase	–	Tochtergeschwulst
Meteorismus	–	Gasansammlung im Darm
Miktion	–	Harnlassen
Myalgie	–	Muskelschmerz
Mykose	–	Pilzinfektion, Pilzerkrankung
Myokarditis	–	Herzmuskelentzündung
Myom	–	gutartiges Geschwulst, meist der Gebärmutter
Nekrose	–	örtlicher Gewebetod
Nephritis	–	Nierenentzündung
Nephrolithiasis	–	Nierensteinkrankheit
Neuralgie	–	Schmerz
Neuritis	–	Nervenentzündung
Obstipation	–	Verstopfung
Oedem	–	Wasseransammlung
Oligomenorrhoe	–	seltene Regelblutung
Oligurie	–	Verminderung der Harnausscheidung
Osteochondritis	–	Knochen- und Knorpelentzündung
Osteomyelitis	–	bakteriell bedingte Knochenentzündung
Osteoporose	–	Mangel an Knochensubstanz
Otitis	–	Ohrenentzündung
Otosklerose	–	Mittelohrschwerhörigkeit
Oxyuren	–	Madenwürmer
Panaritium	–	Nagelbettentzündung
Pankreatitis	–	Entzündung der Bauchspeicheldrüse
Panmyelopathie	–	Versagen der blutbildenden Organe
Parkinsonismus	–	Wackel- und Schüttelzittern
Parodontitis	–	Entzündung des Zahnbettes
Parodontose	–	Zahnfleischschwund
Perforation	–	Durchbruch
Periarthritis	–	Entzündung der ein Gelenk umgebenden Teile
Perikarditis	–	Entzündung des Herzbeutels
Periostitis	–	Knochenhautentzündung
Peritonitis	–	Bauchfellentzündung
Pharyngitis	–	Entzündung der Rachenschleimhaut
Phlebitis	–	Venenentzündung
Phlegmone	–	eitrige Entzündung des Gewebes
Pleuritis	–	Brustfellentzündung, Rippenfellentzündung
Pneumonie	–	Lungenentzündung

Wichtige medizinische Bezeichnungen

Polyarthritis	– Entzündung mehrerer Gelenke
Polyneuritis	– Entzündung mehrerer Nerven
Prostatahypertrophie	– Vergrößerung der Vorsteherdrüse
Prostatitis	– Entzündung der Vorsteherdrüse
Proteinurie	– Eiweiß im Harn
Pruritus	– Juckreiz
Pyelitis	– Nierenbeckenentzündung
Pyelonephritis	– Entzündung der Nieren und des Nierenbeckens
Pyodermie	– eitriger Ausschlag
Resistenz	– Widerstandskraft
Rhinitis	– Schnupfen
Sarkom	– bösartige Geschwulst
Sinusitis	– Entzündung der Nebenhöhlen
Spondylarthritis	– Entzündung der Wirbelgelenke
Spondylarthrose	– Deformation der Wirbelgelenke
Spondylitis	– Wirbelentzündung
Spondylosis	– Erkrankung der Wirbelkörper
Stomatitis	– Entzündung der Mundschleimhaut
Struma	– Vergrößerung der Schilddrüse: Kropf
Tachykardie	– Steigerung der Herzfrequenz
Thrombangitis obliterans	– Durchblutungsstörungen der kleinen Venen und Arterien
Thrombose,	– Bildung eines Gerinnsels in Blutgefäßen
Thrombophlebitis	Venenentzündung mit oder durch Thrombusbildung
Tumor	– Geschwulst
Ulcus cruris	– Unterschenkelgeschwür
Ulcus duodeni	– Zwölffingerdarmgeschwür
Ulcus ventriculi	– Magengeschwür
Urämie	– erhöhter Harnstoffgehalt des Blutes
Urtikaria	– Nesselsucht
Uterus	– Gebärmutter
Vegetative Dystonie	– nervöse Fehlregulation verschiedener Organe
Zystitis	– Blasenentzündung

Stichwortverzeichnis

Literaturverzeichnis

1. Arends, J.: Volkstümliche Namen der Arzneimittel, Drogen, Heilkräuter und Chemikalien, 16. Auflage, Nachdruck 1989, Govi-Verlag Eschborn.
2. Bekanntmachung einer Empfehlung über Lagerhinweise für Fertigarzneimittel des Bundesministers für Jugend, Familie und Gesundheit (HIII – 8111 – 8014 V/72 vom 14.3.1972).
3. Braun, H./Frohne D.: Heilpflanzen-Lexikon für Ärzte und Apotheker, 5. Auflage 1987, Gustav Fischer Verlag Stuttgart–New York.
4. Braun, R.: Standard-Zulassungen für Fertigarzneimittel, Text und Kommentar, Loseblattausgabe 1988, Govi-Verlag Eschborn.
5. Bundesverband der pharmazeutischen Industrie e. V., Gesetz über den Verkehr mit Arzneimitteln (AMG), Stand Juli 1991, Editio Cantor Verlag Aulendorf.
6. Cyran, W., Rotta, C.: Apothekenbetriebsordnung, Kommentar, 4. Auflage 1990, Loseblattausgabe, Deutscher Apotheker Verlag Stuttgart.
7. Derendorf, H.: Arzneimittelkunde, 4. Auflage 1988, Deutscher Apotheker Verlag Stuttgart.
8. Deutscher Arzneimittel Codex, 1986, Hrsg. von der Bundesvereinigung Deutscher Apothekerverbände – ABDA, Stand 1990, Loseblattwerk, Govi-Verlag Eschborn.
9. Ditzel, P. W., Schorn, G.: Apotheker-Jahrbuch 1990, Deutscher Apotheker Verlag Stuttgart.
10. Estler, C.-J.: Arzneimittel im Alter, 1987, Govi-Verlag Eschborn.
11. Hartke, K., Mutschler, E.: Deutsches Arzneibuch, 9. Ausgabe 1986. Kommentar, Deutscher Apotheker Verlag Stuttgart und Govi-Verlag Eschborn.
12. Hörath, H.: Giftige Stoffe der Gefahrstoffverordnung, 2. Auflage 1987, Deutscher Apotheker Verlag Stuttgart.
13. Homöopathisches Arzneibuch, 1. Ausgabe 1978, 4. Nachtrag 1985, Loseblattwerk, Fortsetzungswerk, Amtliche Ausgabe, Deutscher Apotheker Verlag Stuttgart und Govi-Verlag Eschborn.
14. Hügel, H., Junge, W. K.: Betäubungsmittel-Verschreibungsverordnung (BtMVV), Deutsches Betäubungsmittelrecht-Kommentar, 25. Auflage 1990, Deutscher Apotheker Verlag Stuttgart.
15. Hügel, H., Fischer, J., Kohm, B.: Pharmazeutische Gesetzeskunde, 28. Auflage 1990, Deutscher Apotheker Verlag Stuttgart.
16. Hügel, H., Junge, W. K.: Deutsches Betäubungsmittelrecht, 6. Auflage Stand 1989, Loseblattwerk, Fortsetzungswerk, Deutscher Apotheker Verlag Stuttgart.
17. Lemmer, B.: Chronopharmakologie, Tagesrhythmen und Arzneimittelwirkung, 2. Auflage 1984, Deutscher Apotheker Verlag Stuttgart.
18. Mutschler, E.: Arzneimittelwirkungen, Lehrbuch der Pharmakologie und Toxikologie, 6. Auflage 1991, Wissenschaftliche Verlagsgesellschaft Stuttgart.
19. Pabel, H. J.: Arzneimittelgesetz mit Änderungsgesetzen, Stand April 1990, Deutscher Apotheker Verlag Stuttgart.
20. Pahlow, M.: Das große Buch der Heilpflanzen, Ausgabe 1987, Gräfe und Unzer Verlag München.
21. Pschyrembel, W.: Klinisches Wörterbuch mit klinischen Syndromen und Nomina Anatomica, 256. Auflage 1990, Walter de Gruyter Verlag Berlin–New York.
22. Schiedermair, R., Pohl, H.-U.: Gesetzeskunde für Apotheker, 12. Auflage 1993, Govi-Verlag Eschborn.
23. Schmitt-Wetter, R., Kranz, O.: Vademecum für Pharmazeuten, 15. Auflage 1988, Govi-Verlag Eschborn

Literaturverzeichnis

24. Schwendinger, J., Schaaf, D.: Haltbarkeits- und Herstellungsdaten deutscher Arzneimittel, bearbeitet von B. Marschall, 10. Auflage 1990, Loseblattwerk, Fortsetzungswerk, Govi-Verlag Eschborn.

25. Stübing, G.: Drogenmißbrauch und Drogenabhängigkeit, 4. Auflage 1984, Govi-Verlag Eschborn.

26. Täschner, K.-L.: Das Cannabisproblem, Haschisch und seine Wirkungen, 3. Auflage 1986, Govi-Verlag Eschborn.

27. Werning, C.: Medizin für Apotheker, 1987, Wissenschaftliche Verlagsgesellschaft Stuttgart.

28. Wichtl, M. (Hrsg.): Teedrogen – Ein Handbuch für die Praxis auf wissenschaftlicher Grundlage, 2. Auflage 1989, Wissenschaftliche Verlagsgesellschaft Stuttgart.